Nấu Ăn Dựa Trên Thực Vật

Tận Hưởng Sức Khỏe Và Năng Lượng Từ Thực Phẩm Dựa Trên Thực Vật

Nguyễn Thị Lan Anh

Mục lục

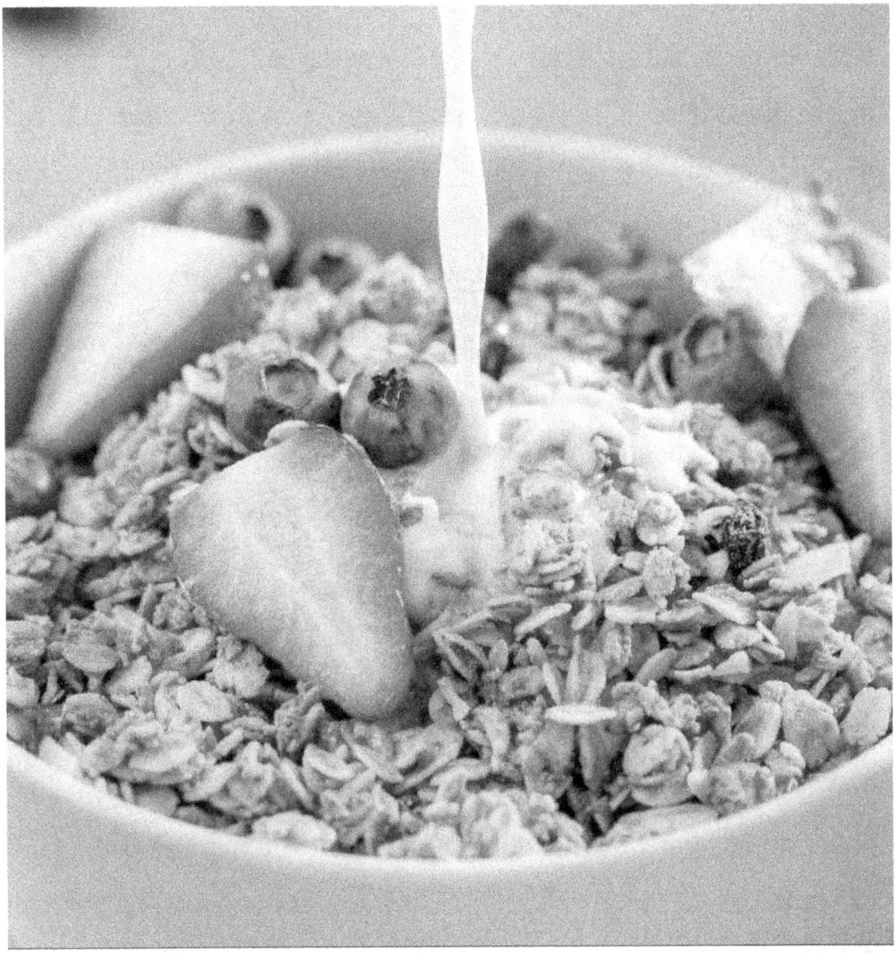

GIỚI THIỆU

Chỉ cho đến gần đây, ngày càng có nhiều người bắt đầu áp dụng lối sống ăn kiêng dựa trên thực vật. Chính xác thì điều gì đã thu hút hàng chục triệu người vào lối sống này vẫn còn gây tranh cãi. Tuy nhiên, ngày càng có nhiều bằng chứng cho thấy việc tuân theo chế độ ăn chủ yếu dựa trên thực vật sẽ giúp kiểm soát cân nặng và sức khỏe tổng thể tốt hơn, không mắc nhiều bệnh mãn tính. Những lợi ích sức khỏe của chế độ ăn uống dựa trên thực vật là gì? Hóa ra, ăn thực vật là một trong những chế độ ăn uống lành mạnh nhất trên thế giới. Một chế độ ăn thuần chay lành mạnh bao gồm nhiều sản phẩm tươi sống, ngũ cốc nguyên hạt, các loại đậu và chất béo lành mạnh như hạt và quả hạch. Chúng rất giàu chất chống oxy hóa, khoáng chất, vitamin và chất xơ. Các nghiên cứu khoa học hiện tại chỉ ra rằng tiêu thụ nhiều thực phẩm có nguồn gốc thực vật có liên quan đến nguy cơ tử vong do các bệnh như bệnh tim mạch, tiểu đường loại 2, huyết áp cao và béo phì thấp hơn. Kế hoạch thực phẩm thuần chay thường dựa nhiều vào các thành phần lành mạnh và tránh các sản phẩm động vật chứa nhiều kháng sinh, chất phụ gia và hormone. Ngoài ra, tiêu thụ tỷ lệ axit amin thiết yếu cao hơn với protein động vật có thể gây hại cho sức khỏe con người. Vì các sản phẩm từ động vật chứa nhiều chất béo hơn so với thực phẩm từ thực vật, không có gì ngạc nhiên khi các nghiên cứu đã chỉ ra rằng những người ăn thịt bị béo phì gấp 9 lần so với những người ăn chay. Điều này đưa chúng ta đến điểm tiếp theo, một trong những lợi ích lớn nhất của chế độ ăn thuần chay - giảm cân. Trong khi nhiều người chọn sống một cuộc sống thuần chay vì lý do đạo đức, chế độ ăn kiêng có thể giúp bạn đạt được mục tiêu giảm cân. Nếu bạn đang vật lộn để giảm cân, bạn có thể cân nhắc thử chế độ ăn kiêng dựa trên thực vật. Thật là chính xác? Là một người thuần chay, bạn sẽ cắt giảm các loại thực phẩm có hàm lượng calo cao như các sản phẩm từ sữa nguyên kem, cá béo, thịt lợn và các loại thực phẩm chứa cholesterol khác như trứng. Hãy thử thay thế những thực phẩm như vậy bằng các lựa chọn giàu chất xơ và protein cao giúp bạn no lâu hơn. Điều quan trọng là tập trung vào thực phẩm bổ dưỡng, sạch và tự nhiên và tránh lượng calo rỗng như đường, chất béo bão hòa và thực phẩm chế biến cao. Dưới đây là một số thủ thuật giúp tôi duy trì cân nặng bằng chế độ ăn thuần chay trong nhiều năm. Tôi ăn rau như một món chính; Tôi tiêu thụ chất béo tốt ở mức độ vừa phải – chất béo tốt như dầu ô liu không làm bạn béo; Tôi tập thể dục thường xuyên và nấu ăn ở nhà. Thưởng thức! Nếu bạn đang vật lộn để giảm cân, bạn có thể cân nhắc thử chế độ ăn kiêng dựa trên thực vật. Thật là chính xác? Là một người thuần chay, bạn sẽ cắt giảm các loại thực phẩm có hàm lượng calo cao như các sản phẩm từ sữa nguyên kem, cá béo, thịt lợn và các loại thực phẩm chứa cholesterol khác như trứng. Hãy thử thay thế những thực phẩm như vậy bằng các lựa chọn giàu chất xơ và protein cao giúp bạn no lâu hơn. Điều quan trọng là tập trung vào thực phẩm bổ dưỡng, sạch và tự nhiên và tránh lượng calo rỗng như đường, chất béo bão hòa và thực phẩm chế biến cao. Dưới đây là một số thủ thuật giúp tôi duy trì cân nặng bằng chế độ ăn thuần chay trong nhiều năm. Tôi ăn rau như một món chính; Tôi tiêu thụ chất béo tốt ở mức độ vừa phải – chất béo tốt như dầu ô liu không làm bạn béo; Tôi tập thể dục thường xuyên và nấu ăn ở nhà. Thưởng thức! Nếu bạn đang vật lộn để giảm cân, bạn có thể cân nhắc thử chế độ ăn kiêng dựa trên thực vật. Thật là chính xác? Là một người thuần chay, bạn sẽ cắt giảm các loại thực phẩm có hàm lượng calo cao như các sản phẩm từ sữa nguyên kem, cá béo, thịt lợn và các loại thực phẩm chứa cholesterol khác như trứng. Hãy thử thay thế những thực phẩm như vậy bằng các lựa chọn giàu chất xơ và protein cao giúp bạn no lâu hơn. Điều quan trọng là tập trung vào thực phẩm bổ dưỡng, sạch và tự nhiên và tránh lượng calo rỗng như đường, chất béo bão hòa và thực phẩm chế biến cao. Dưới đây là một số thủ thuật giúp tôi duy trì cân nặng bằng chế độ ăn thuần chay trong nhiều năm. Tôi ăn rau như một món chính; Tôi tiêu thụ chất béo tốt ở mức độ vừa phải – chất béo tốt như dầu ô liu không làm bạn béo; Tôi tập thể dục thường xuyên và nấu ăn ở nhà. Thưởng thức! Thật là chính xác? Là một người thuần chay, bạn sẽ cắt giảm các loại thực phẩm có hàm lượng calo cao như các sản phẩm từ sữa nguyên kem, cá béo, thịt lợn và các loại thực phẩm chứa cholesterol khác như trứng. Hãy thử thay thế những thực phẩm như vậy bằng các lựa chọn giàu chất xơ và protein cao giúp bạn no lâu hơn. Điều quan trọng là tập trung vào thực phẩm bổ dưỡng, sạch và tự nhiên và tránh lượng calo rỗng như đường, chất béo bão hòa và thực phẩm chế biến cao. Dưới đây là một số thủ thuật giúp tôi duy trì cân nặng bằng chế độ ăn thuần chay trong nhiều năm. Tôi ăn rau như một món chính; Tôi tiêu thụ chất béo tốt ở mức độ vừa phải – chất béo tốt như dầu ô liu không làm bạn béo; Tôi tập thể dục thường xuyên và nấu ăn ở nhà. Thưởng thức! Thật là chính xác? Là một người thuần chay, bạn sẽ cắt giảm các loại thực phẩm có hàm lượng calo cao như các sản phẩm từ sữa nguyên kem, cá béo, thịt lợn và các thực phẩm khác có chứa cholesterol như trứng. Hãy thử thay thế những thực phẩm như vậy bằng các lựa chọn giàu chất xơ và protein cao giúp bạn no lâu hơn. Điều quan trọng là tập trung vào thực phẩm bổ dưỡng, sạch và tự nhiên và tránh lượng calo rỗng như đường, chất béo bão hòa và thực phẩm chế biến cao. Dưới đây là một số thủ thuật giúp tôi duy trì cân nặng bằng chế độ ăn thuần chay trong nhiều năm. Tôi ăn rau như một món chính; Tôi tiêu thụ chất béo tốt ở mức độ vừa phải – chất béo tốt như dầu ô liu không làm bạn béo; Tôi tập thể dục thường xuyên và nấu ăn ở nhà. Thưởng thức! Hãy thử thay thế những thực phẩm như vậy bằng các lựa chọn giàu chất xơ và protein cao giúp bạn no lâu hơn. Điều quan trọng là tập trung vào thực phẩm bổ dưỡng, sạch và tự nhiên và tránh lượng calo rỗng như đường, chất béo bão hòa và thực phẩm chế biến cao. Dưới đây là một số thủ thuật giúp tôi duy trì cân nặng bằng chế độ ăn thuần chay trong nhiều năm. Tôi ăn rau như một món chính; Tôi tiêu thụ chất béo tốt ở mức độ vừa phải – chất béo tốt như dầu ô liu không làm bạn béo; Tôi tập thể dục thường xuyên và nấu ăn ở nhà. Thưởng thức! Hãy thử thay thế những thực phẩm như vậy bằng các lựa chọn giàu chất xơ và protein cao giúp bạn no lâu hơn. Điều quan trọng là tập trung vào thực phẩm bổ dưỡng, sạch và tự nhiên và tránh lượng calo rỗng như đường, chất béo bão hòa và thực phẩm chế biến cao. Dưới đây là một số thủ thuật giúp tôi duy trì cân nặng bằng chế độ ăn thuần chay trong nhiều năm. Tôi ăn rau như một món chính; Tôi tiêu thụ chất béo tốt ở mức độ vừa phải – chất béo tốt như dầu ô liu không làm bạn béo; Tôi tập thể dục thường xuyên và nấu ăn ở nhà. Thưởng thức! Tôi tiêu thụ chất béo tốt ở mức độ vừa phải – chất béo tốt như dầu ô liu không làm bạn béo; Tôi tập thể dục thường xuyên và nấu ăn ở nhà. Thưởng thức! Tôi tiêu thụ chất béo tốt ở mức độ vừa phải – chất béo tốt như dầu ô liu không làm bạn béo; Tôi tập thể dục thường xuyên và nấu ăn ở nhà. Thưởng thức!

bữa sáng

Bánh mì đậu hũ và bơ

(Sẵn sàng trong khoảng 15 phút | Phục vụ 2)

Mỗi khẩu phần: Calo: 363; Chất béo: 20,3g; Carbohydrat: 35,4g; Chất đạm: 13,6g

Nguyên liệu thô

1 muỗng canh dầu ô liu

5 ounce đậu phụ cứng, ép và vỡ vụn

1/2 muỗng cà phê bột nghệ

4 lát bánh mì lúa mạch đen

1 muỗng canh mù tạt cay

1/2 quả bơ vừa, bỏ hạt, gọt vỏ và thái lát

1 quả cà chua vừa, thái lát

1 quả dưa chuột nhỏ, thái lát

muối và hạt tiêu đen xay, để nêm

Hướng dẫn

Đun nóng dầu ô liu trong chảo trên lửa vừa cao. Khi nóng, thêm đậu phụ và chiên trong 8 phút, thỉnh thoảng khuấy để đậu phụ chín đều.

Thêm bột nghệ và tiếp tục chiên thêm một phút nữa.

Phết mù tạt cay lên từng miếng bánh mì.

Để ghép bánh mì, chia bột đậu phụ vào 2 miếng bánh mì; phủ bơ, cà chua và dưa chuột lên trên; nêm muối và hạt tiêu đen cho vừa ăn.

Che bánh mì với những lát bánh mì còn lại và phục vụ. Thưởng thức!

Bát quả mọng hỗn hợp

(Sẵn sàng trong khoảng 10 phút | Phục vụ 2)

Mỗi khẩu phần: Calo: 533; Chất béo: 42,3g; Carbohydrat: 43,4g; Chất đạm: 6,9g

Nguyên liệu thô

1 ½ chén nước cốt dừa

2 quả chuối nhỏ

1 chén hỗn hợp quả mọng, đông lạnh

2 muỗng canh bơ hạnh nhân

1 muỗng canh hạt chia

2 muỗng canh granola

Hướng dẫn

Thêm nước cốt dừa, chuối, quả mọng, bơ hạnh nhân và hạt chia.

Nghiền cho đến khi kem, đồng nhất và mịn.

Chia hỗn hợp giữa các bát phục vụ và phủ granola lên trên. Phục vụ ngay lập tức.

Bột yến mạch với chuối và quả sung

(Sẵn sàng trong khoảng 15 phút | Phục vụ 2)

Mỗi khẩu phần: Calo: 404; Chất béo: 5,4g; Carbohydrat: 84g; Chất đạm: 9g

Nguyên liệu thô

1 ½ chén sữa hạnh nhân

1/2 chén yến mạch cán mỏng

Một nhúm muối biển

Một nhúm hạt nhục đậu khấu

1/3 muỗng cà phê quế

3 quả sung khô, xắt nhỏ

2 quả chuối, bóc vỏ và thái lát

1 muỗng canh xi-rô phong

Hướng dẫn

Đun sữa sôi nhanh trong một cái nồi sâu. Thêm yến mạch, đậy nắp nồi và đặt nhiệt ở mức trung bình.

Thêm muối, nhục đậu khấu và quế. Tiếp tục nấu trong khoảng 12 phút, thỉnh thoảng khuấy.

Thìa hỗn hợp vào bát phục vụ; bên trên là quả sung và chuối; thêm một ít xi-rô phong vào mỗi phần và dùng nóng. Không có gì!

Granola hạt dẻ với nho khô

(Sẵn sàng trong khoảng 25 phút | Phục vụ 12 người)

Mỗi khẩu phần: Calo: 374; Chất béo: 19,1g; Cacbohydrat: 43,2g; Chất đạm: 10,5g

Nguyên liệu thô

1/2 chén dầu dừa

1/3 chén xi-rô phong

1 muỗng cà phê bột vani

1/2 muỗng cà phê bạch đậu khấu

1 muỗng cà phê bột quế

1/3 muỗng cà phê muối Himalaya

4 chén yến mạch kiểu cũ

1/2 chén hồ đào, xắt nhỏ

1/2 chén quả óc chó, xắt nhỏ

1/4 chén pepitas

1 chén nho khô

Hướng dẫn

Bắt đầu bằng cách làm nóng lò nướng của bạn ở nhiệt độ 290 độ F; Dòng một tấm nướng lớn với giấy giấy da.

Sau đó, trộn đều dầu dừa, xi-rô cây thích, bột vani, bạch đậu khấu, quế và muối Himalaya.

Dần dần thêm yến mạch, các loại hạt và hạt; quăng để áo khoác tốt.

Trải hỗn hợp lên tấm nướng đã chuẩn bị.

Nướng ở giữa lò, khuấy trong nửa thời gian nấu, trong khoảng 20 phút hoặc cho đến khi vàng nâu.

Cho nho khô vào khuấy đều và để granola nguội hoàn toàn trước khi bảo quản. Lưu trữ trong hộp kín.

Phục vụ với sữa hoặc sữa chua làm từ thực vật yêu thích của bạn. Không có gì!

Salad trái cây với xi-rô chanh-gừng

(Sẵn sàng trong khoảng 10 phút + thời gian làm nguội | Phục vụ 4)

Mỗi khẩu phần: Calo: 164; Chất béo: 0,5g; Tinh bột: 42g; Chất đạm: 1,4g

Nguyên liệu thô

1/2 chén nước cốt chanh tươi

1/4 chén xi-rô cây thùa

1 muỗng cà phê gừng tươi, nạo

1/2 muỗng cà phê chiết xuất vani

1 quả chuối, thái lát

2 chén quả mọng hỗn hợp

1 cốc nho không hạt

2 cốc táo, bỏ lõi và thái hạt lựu

Hướng dẫn

Đun sôi nước cốt chanh, xi-rô cây thùa và gừng trên lửa vừa và cao. Sau đó vặn lửa ở mức trung bình thấp và đun nhỏ lửa trong khoảng 6 phút cho đến khi hỗn hợp hơi đặc lại.

Tắt bếp và khuấy trong một giọt vani. Để nguội.

Đặt trái cây vào bát. Đổ nước sốt đã nguội lên trái cây và dùng lạnh. Không có gì!

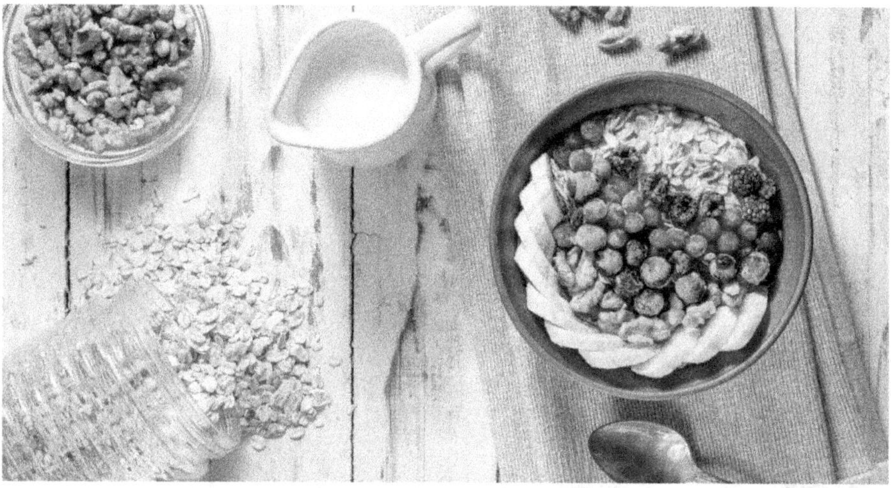

Bánh kếp chuối mềm

(Sẵn sàng trong khoảng 25 phút | Phục vụ 4)

Mỗi khẩu phần: Calo: 302; Mỡ trăn: 15g; Cacbohydrat: 37,2g; Chất đạm: 7,1g

Nguyên liệu thô

2 muỗng canh hạt lanh xay

1/2 chén bột yến mạch

1/2 chén bột dừa

1/2 chén yến mạch ăn liền

1 muỗng cà phê bột nở

1/4 muỗng cà phê muối kosher

1/4 muỗng cà phê bạch đậu khấu

1/4 muỗng cà phê bột quế

1/2 muỗng cà phê nước cốt dừa

1 chén chuối

2 muỗng canh dầu dừa, ở nhiệt độ phòng

Hướng dẫn

Để làm trứng "lanh", trong một bát trộn nhỏ, trộn 2 thìa hạt lanh đã xay với 4 thìa nước. Để ít nhất 15 phút.

Trộn đều bột mì, yến mạch, bột nở và gia vị trong một bát trộn. Thêm trứng bác và chuối nghiền. Trộn cho đến khi mọi thứ được kết hợp tốt.

Đun nóng 1/2 muỗng canh dầu dừa trong chảo trên lửa vừa và thấp. Đặt khoảng 1/4 cốc bột vào chảo; chiên bánh khoảng 3 phút mỗi mặt.

Lặp lại cho đến khi hết bột. Phục vụ với các bản sửa lỗi yêu thích của bạn và thưởng thức!

Bánh mì Pháp cổ điển

(Sẵn sàng trong khoảng 20 phút | Phục vụ 2)

Mỗi khẩu phần: Calo: 233; Chất béo: 6,5g; Chất bột đường: 35,5g; Chất đạm: 8,2g

Nguyên liệu thô

1 muỗng canh hạt lanh xay

1 cốc nước cốt dừa

1/2 muỗng cà phê bột vani

Một nhúm muối biển

Một nhúm hạt nhục đậu khấu

1/2 muỗng cà phê bột quế

1/4 thìa cà phê đinh hương xay

1 muỗng canh xi-rô cây thùa

4 lát bánh mì

Hướng dẫn

Trộn đều hạt lanh, nước cốt dừa, vani, muối, nhục đậu khấu, quế, đinh hương và xi-rô cây thùa trong một bát trộn.

Nhúng từng lát bánh mì vào hỗn hợp sữa cho đến khi nó được phủ đều các mặt.

Làm nóng trước chảo điện trên lửa vừa và phủ nhẹ bằng bình xịt nấu ăn.

Nướng từng lát bánh mì trong chảo đã làm nóng trước khoảng 3 phút mỗi mặt cho đến khi có màu vàng nâu.

Không có gì!

Bánh mì chiên bơ đậu phộng và mứt

(Sẵn sàng trong khoảng 20 phút | Phục vụ 3)

Mỗi khẩu phần: Calo: 293; Chất béo: 7,8g; Carbohydrat: 50,3g; Chất đạm: 5,5g

Nguyên liệu thô

1 chén bột mì đa dụng

1/2 muỗng cà phê bột nở

1/2 muỗng cà phê muối biển

1 muỗng cà phê đường dừa

1/2 chén nước ấm

3 muỗng cà phê dầu ô liu

3 muỗng canh bơ đậu phộng

3 muỗng canh mứt mâm xôi

Hướng dẫn

Trộn đều bột mì, bột nở, muối và đường. Dần dần thêm nước cho đến khi bột kết hợp với nhau.

Chia bột thành ba quả bóng; làm phẳng từng quả bóng để tạo hình tròn.

Đun nóng 1 muỗng cà phê dầu ô liu trong chảo trên lửa nhỏ. Chiên chiếc bánh mì đầu tiên trong khoảng 9 phút hoặc cho đến khi vàng nâu. Lặp lại với dầu và bột còn lại.

Phục vụ bánh mì chiên với bơ đậu phộng và mứt mâm xôi. Thưởng thức!

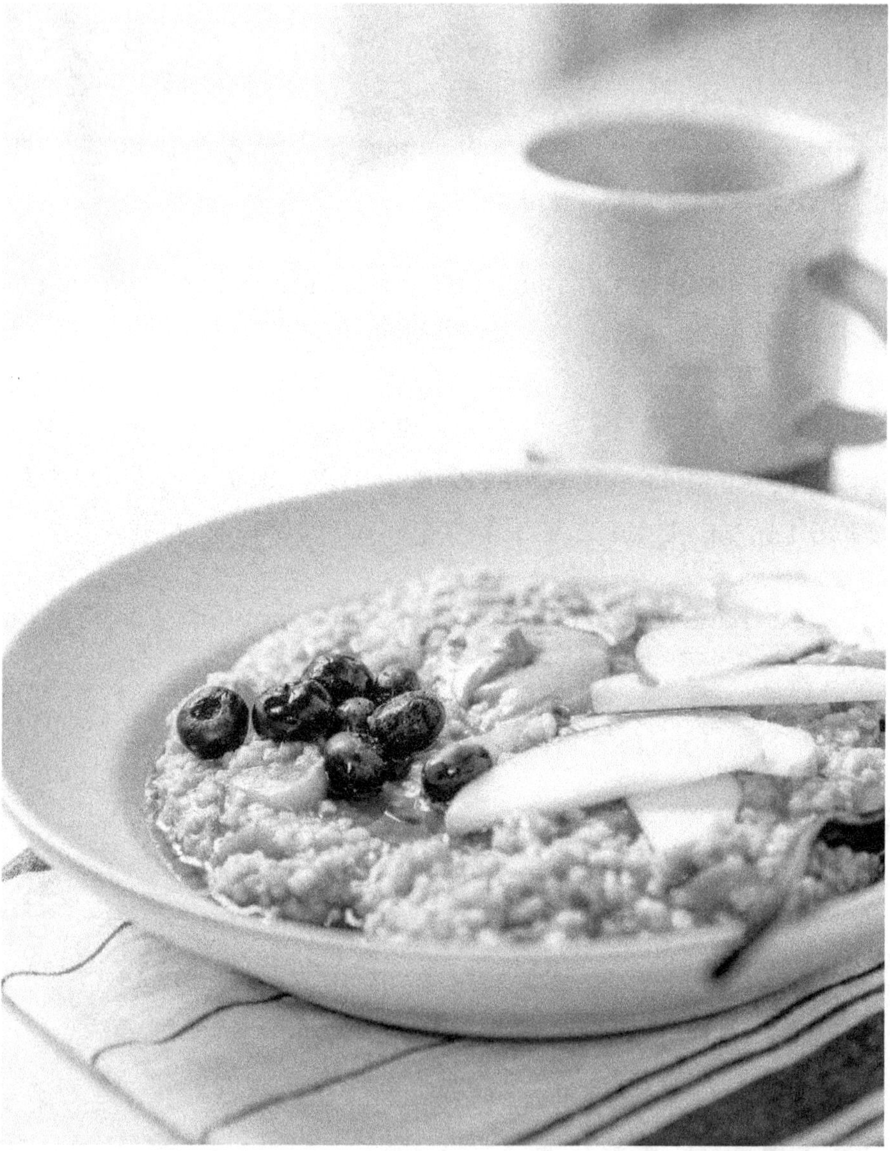

Pudding bánh mì Ciabatta với Sultanas

(Sẵn sàng trong khoảng 2 giờ 10 phút | Phục vụ 4)

Mỗi khẩu phần: Calo: 458; Chất béo: 10,4g; Cacbohydrat: 81,3g; Chất đạm: 11,4g

Nguyên liệu thô

2 chén nước cốt dừa, không đường

1/2 chén xi-rô cây thùa

1 muỗng canh dầu dừa

1/2 muỗng cà phê tinh chất vani

1/2 muỗng cà phê bạch đậu khấu

1/4 thìa cà phê đinh hương xay

1/2 muỗng cà phê bột quế

1/4 muỗng cà phê muối Himalaya

3/4 pound bánh mì ciabatta cũ, thái hạt lựu

1/2 chén nho khô sultana

Hướng dẫn

Kết hợp nước cốt dừa, xi-rô cây thùa, dầu dừa, vani, bạch đậu khấu, đinh hương xay, quế và muối Himalaya trong một bát trộn.

Thêm bánh mì nướng vào bột và khuấy đều để kết hợp tốt. Trộn sultan và để yên trong khoảng 1 giờ trên quầy.

Sau đó múc hỗn hợp vào một món nướng có dầu nhẹ.

Nướng trong lò đã làm nóng trước ở nhiệt độ 350 độ F trong khoảng 1 giờ hoặc cho đến khi mặt trên có màu vàng nâu.

Đặt bánh pudding lên giá trong 10 phút trước khi cắt và phục vụ. Không có gì!

bánh mì chay

(Sẵn sàng trong khoảng 35 phút | Phục vụ 4)

Mỗi khẩu phần: Calo: 372; Chất béo: 21,9g; Carbohydrat: 29,5g; Chất đạm: 17,6g

Nguyên liệu thô

1/2 chén giấm gạo

1/4 cốc nước

1/4 chén đường trắng

2 củ cà rốt, cắt thành que diêm dày 1/16 inch

1/2 chén củ cải trắng (daikon), cắt thành que diêm dày 1/16 inch

1 củ tỏi, thái lát mỏng

2 muỗng canh dầu ô liu

12 ounce đậu phụ cứng, cắt thành que

1/4 chén sốt mayonnaise thuần chay

1 ½ muỗng canh nước tương

2 tép tỏi, băm nhỏ

1/4 chén mùi tây tươi, xắt nhỏ

Muối Kosher và hạt tiêu đen xay, để nếm thử

2 bánh mì Pháp thông thường, cắt thành bốn miếng

4 muỗng canh rau mùi tươi, xắt nhỏ

4 thuyền vôi

Hướng dẫn

Đun sôi giấm gạo, nước và đường rồi khuấy đều cho đến khi đường tan hết, khoảng 1 phút. Để nguội.

Đổ hỗn hợp giấm đã nguội lên cà rốt, củ cải daikon và hành tây; để rau ướp trong ít nhất 30 phút.

Trong khi ướp rau, đun nóng dầu ô liu trong chảo trên lửa vừa và cao. Sau khi nóng, thêm đậu phụ và chiên trong 8 phút, thỉnh thoảng khuấy để đậu phụ chín đều.

Sau đó trộn mayo, nước tương, tỏi, rau mùi tây, muối và tiêu đen xay với nhau trong một bát nhỏ.

Cắt từng miếng baguette làm đôi theo chiều dọc. Sau đó, nướng các nửa bánh mì baguette dưới vỉ nướng đã được làm nóng trước trong khoảng 3 phút.

Để kết hợp bánh mì bánh mì, hãy phết hỗn hợp sốt mayonnaise lên từng nửa chiếc bánh mì nướng đã nướng; lấp đầy lỗ ở nửa dưới của bánh mì bằng que đậu phụ chiên, rau ướp và lá rau mùi.

Cuối cùng, vắt chanh lên trên nhân và đặt nửa còn lại của bánh mì lên trên. Không có gì!

Bánh nướng xốp bột yến mạch buổi sáng

(Sẵn sàng trong khoảng 30 phút | Phục vụ 9)

Mỗi khẩu phần: Calo: 192; Mỡ: 6g; Chất bột đường: 30,5g; Chất đạm: 5,6g

Nguyên liệu thô

1 ½ chén yến mạch cán mỏng

1/2 chén dừa vụn, không đường

3/4 muỗng cà phê bột nở

1/4 muỗng cà phê muối

1/4 muỗng cà phê chiết xuất vani

1/4 muỗng cà phê nước cốt dừa

1/4 muỗng cà phê hạt nhục đậu khấu

1/2 muỗng cà phê bạch đậu khấu

3/4 cốc nước cốt dừa

1/3 chén bí ngô đóng hộp

1/4 chén xi-rô cây thùa

1/4 chén nho khô vàng

1/4 chén hồ đào, xắt nhỏ

Hướng dẫn

Bắt đầu bằng cách làm nóng lò nướng của bạn ở nhiệt độ 360 độ F. Xịt dầu ăn chống dính lên khuôn bánh muffin.

Trộn đều tất cả các nguyên liệu trong một bát trộn, trừ nho khô và quả hồ đào.

Trộn nho khô và quả hồ đào và cạo bột vào hộp bánh muffin đã chuẩn bị.

Nướng bánh nướng xốp trong khoảng 25 phút hoặc cho đến khi phần trên được thiết lập. Không có gì!

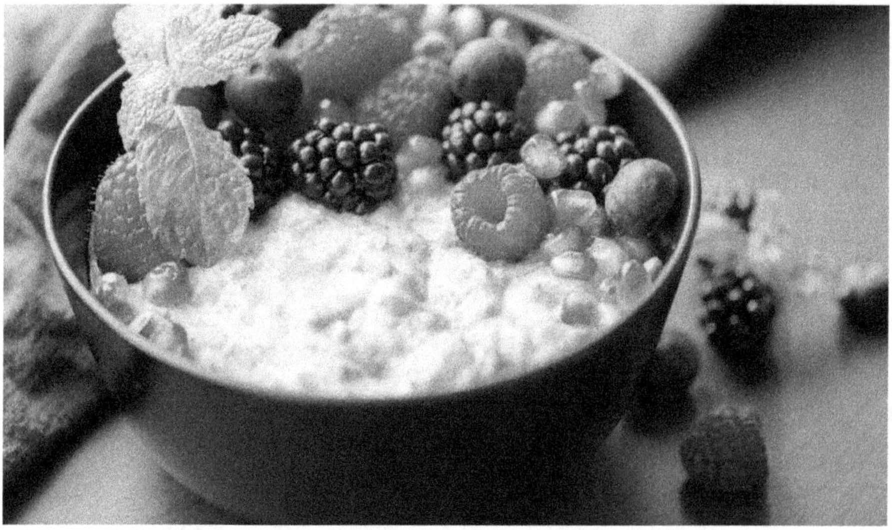

Bát sinh tố mâm xôi và hạt chia

(Sẵn sàng trong khoảng 10 phút | Phục vụ 2)

Mỗi khẩu phần: Calo: 442; Chất béo: 10,9g; Chất bột đường: 85g; Chất đạm: 9,6g

Nguyên liệu thô

1 cốc nước cốt dừa

2 quả chuối nhỏ, bóc vỏ

1 ½ chén quả mâm xôi, tươi hoặc đông lạnh

2 ngày, đọ sức

1 muỗng canh dừa bào sợi

1 muỗng canh pepita

2 thìa hạt chia

Hướng dẫn

Trộn nước cốt dừa với chuối, quả mâm xôi và chà là trong máy xay sinh tố hoặc máy xay thực phẩm.

Quá trình cho đến khi kem và mịn. Chia sinh tố giữa hai bát.

Cho dừa bào sợi, pepitas và hạt chia lên trên mỗi bát sinh tố.
Không có gì!

Yến mạch ăn sáng với quả óc chó và nho

(Sẵn sàng trong khoảng 10 phút | Phục vụ 2)

Mỗi khẩu phần: Calo: 442; Chất béo: 10,9g; Chất bột đường: 85g; Chất đạm: 9,6g

Nguyên liệu thô

1 ly nước

1 ½ cốc sữa yến mạch

1 ½ chén yến mạch cán mỏng

Một nhúm muối

Một nhúm hạt nhục đậu khấu

1/4 muỗng cà phê bạch đậu khấu

1 nắm quả óc chó, đại khái xắt nhỏ

4 muỗng canh nho khô

Hướng dẫn

Trong một cái chảo sâu lòng, đun sôi nước và sữa. Thêm yến mạch, đậy nắp nồi và đặt nhiệt ở mức trung bình.

Thêm muối, nhục đậu khấu và bạch đậu khấu. Tiếp tục nấu thêm khoảng 12 đến 13 phút nữa, thỉnh thoảng khuấy.

Thìa hỗn hợp vào bát phục vụ; đầu với quả óc chó và nho. Không có gì!

Bánh táo cổ điển với dừa

(Sẵn sàng trong khoảng 50 phút | Phục vụ 8)

Mỗi khẩu phần: Calo: 208; Chất béo: 8g; Cacbohydrat: 33,2g; Chất đạm: 3,6g

Nguyên liệu thô

1 ¼ chén bột mì nguyên cám

1 muỗng cà phê bột nở

1/4 muỗng cà phê muối biển

1/2 muỗng cà phê đường dừa

1/4 thìa cà phê đinh hương xay

1/4 muỗng cà phê bạch đậu khấu

1/2 muỗng cà phê bột quế

3/4 cốc sữa yến mạch

1/2 chén táo, không đường

2 muỗng canh dầu dừa

8 muỗng canh dừa, bào sợi

8 muỗng canh xi-rô cây phong nguyên chất

Hướng dẫn

Trộn đều bột mì, bột nở, muối, đường và gia vị trong một bát trộn. Dần dần thêm sữa và nước ép táo.

Làm nóng chảo trên ngọn lửa cao vừa phải và thêm một lượng nhỏ dầu dừa.

Sau khi nóng, đổ bột vào chảo. Nấu khoảng 3 phút cho đến khi bong bóng hình thành; Lật nó lại và nấu ở phía bên kia trong 3 phút nữa cho đến khi bên dưới có màu nâu. Lặp lại với dầu và bột còn lại.

Phục vụ với dừa nạo và xi-rô cây thích. Không có gì!

Bánh mì Pháp chuối quế

(Sẵn sàng trong khoảng 25 phút | Phục vụ 3)

Mỗi khẩu phần: Calo: 278; Chất béo: 2,9g; Tinh bột: 59g; Chất đạm: 6,6g

Nguyên liệu thô

1/3 chén nước cốt dừa

1/2 chén chuối, nghiền

2 muỗng canh besan (bột đậu xanh)

1/2 muỗng cà phê bột nở

1/2 muỗng cà phê bột vani

Một nhúm muối biển

1 muỗng canh xi-rô cây thùa

1/2 muỗng cà phê tiêu xay

Một nhúm hạt nhục đậu khấu

6 lát bánh mì chua một ngày tuổi

2 quả chuối, thái lát

2 muỗng canh đường nâu

1 muỗng cà phê bột quế

Hướng dẫn

Để làm bột bánh, nhẹ nhàng trộn nước cốt dừa, chuối nghiền, bột besan, bột nở, vani, muối, xi-rô cây thùa, rau thơm và nhục đậu khấu.

Nhúng từng lát bánh mì vào bột cho đến khi nó được phủ đều các mặt.

Làm nóng trước chảo điện trên lửa vừa và phủ nhẹ bằng bình xịt nấu ăn.

Nướng từng lát bánh mì trong chảo đã làm nóng trước khoảng 3 phút mỗi mặt cho đến khi có màu vàng nâu.

Trang trí bánh mì Pháp với chuối, đường nâu và quế. Không có gì!

Roti Ấn Độ truyền thống

(Sẵn sàng trong khoảng 30 phút | Phục vụ 5)

Mỗi khẩu phần: Calo: 413; Mỡ: 26g; Carbohydrat: 38,1g; Chất đạm: 5,6g

Nguyên liệu thô

2 chén bột mì

1 muỗng cà phê bột nở

1/2 thìa cà phê muối

3/4 nước nóng

1 chén dầu thực vật, để chiên

Hướng dẫn

Trộn đều bột mì, bột nở và muối trong một bát trộn. Dần dần thêm nước cho đến khi bột kết hợp với nhau.

Chia bột thành năm quả bóng; làm phẳng từng quả bóng để tạo hình tròn.

Đun nóng dầu ô liu trong chảo trên ngọn lửa vừa cao. Chiên ổ bánh đầu tiên và lật lại để bánh chín đều; chiên nó trong khoảng 10 phút hoặc cho đến khi vàng nâu.

Lặp lại với phần bột còn lại. Chuyển từng roti sang đĩa có lót giấy để thấm bớt dầu thừa.

Không có gì!

Pudding sô cô la hạt chia

(Sẵn sàng trong khoảng 10 phút + thời gian làm nguội | Phục vụ 4)

Mỗi khẩu phần: Calo: 346; Chất béo: 26,7g; Cacbohydrat: 28,1g; Chất đạm: 5,5g

Nguyên liệu thô

4 muỗng canh bột ca cao không đường

4 muỗng canh xi-rô phong

1 2/3 cốc nước cốt dừa

Một nhúm hạt nhục đậu khấu

Một nhúm đinh hương nghiền nát

1/2 muỗng cà phê bột quế

1/2 chén hạt chia

Hướng dẫn

Thêm bột ca cao, xi-rô cây thích, sữa và gia vị vào một cái bát và khuấy đều cho đến khi mọi thứ hòa quyện vào nhau.

Thêm hạt chia và khuấy một lần nữa để kết hợp tốt. Đổ hỗn hợp vào bốn lọ, đậy nắp và làm lạnh qua đêm.

Khuấy bằng thìa vào ngày thực tế và phục vụ. Không có gì!

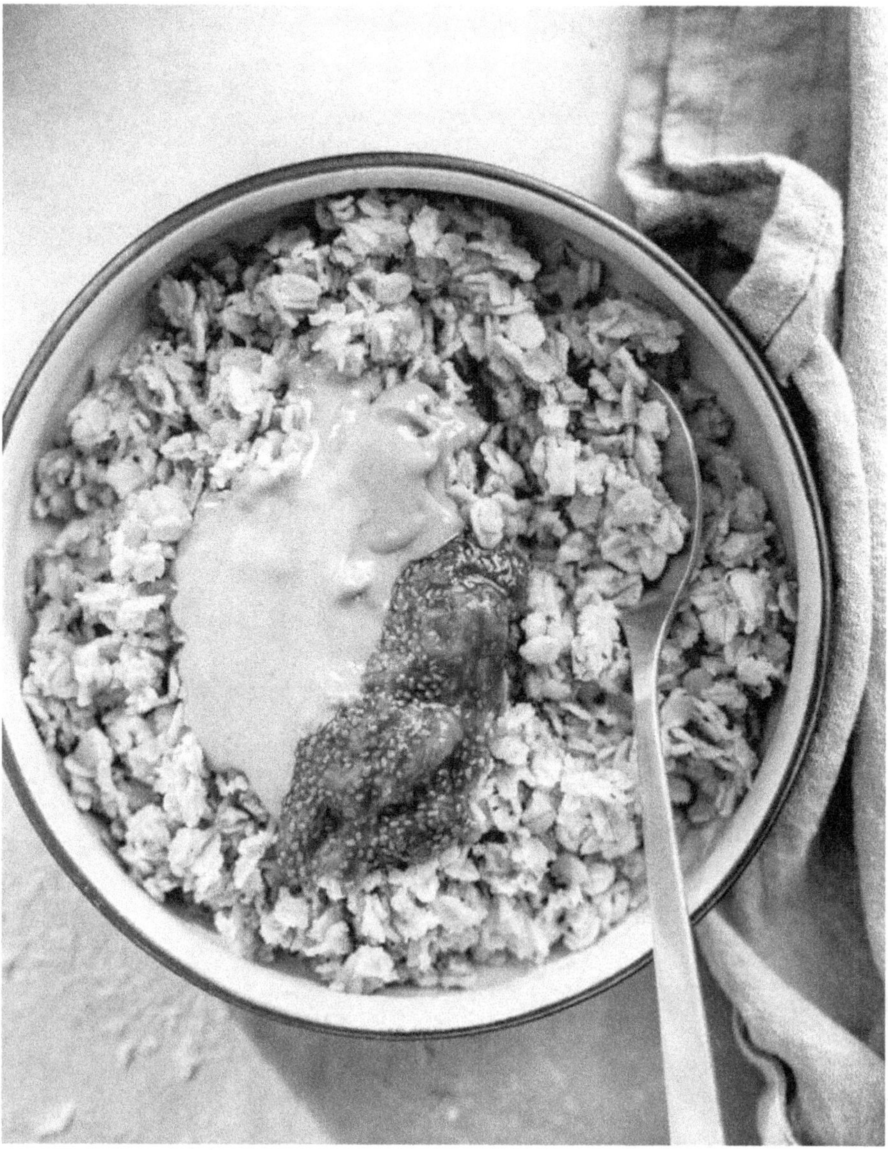

Polenta buổi sáng dễ dàng

(Sẵn sàng trong khoảng 20 phút | Phục vụ 2)

Mỗi khẩu phần: Calo: 306; Mỡ trăn: 16g; Cacbohydrat: 32,4g; Chất đạm: 7,7g

Nguyên liệu thô

2 chén nước luộc rau

1/2 chén bột ngô

1/2 muỗng cà phê muối biển

1/4 muỗng cà phê tiêu đen xay, để nếm

1/4 muỗng cà phê ớt đỏ, nghiền nát

2 muỗng canh dầu ô liu

Hướng dẫn

Trong một cái chảo vừa, đun sôi nước luộc rau trên lửa vừa và cao. Bây giờ thêm bột ngô và đánh liên tục để tránh bị vón cục.

Nêm muối, tiêu đen và tiêu đỏ.

Giảm nhiệt để đun nhỏ lửa. Tiếp tục đun nhỏ lửa, khuấy thường xuyên trong khoảng 18 phút, cho đến khi hỗn hợp đặc lại.

Bây giờ đổ dầu ô liu vào nồi và khuấy đều để trộn đều. Không có gì!

Trứng tráng bát tiêu

(Sẵn sàng trong khoảng 15 phút | Phục vụ 2)

Mỗi khẩu phần: Calo: 269; Mỡ trăn: 17g; Cacbohydrat: 22,4g; Chất đạm: 8,1g

Nguyên liệu thô

2 muỗng canh dầu ô liu

3 củ hành tây, xắt nhỏ

2 quả ớt, xắt nhỏ

6 muỗng canh besan (bột đậu xanh)

10 muỗng canh sữa gạo, không đường

Muối Kala namak và tiêu đen xay, theo mùa

1/3 muỗng cà phê mảnh ớt đỏ

2 muỗng canh mùi tây Ý tươi, xắt nhỏ

Hướng dẫn

Đun nóng dầu ô liu trong chảo trên lửa vừa cao. Khi nóng, xào hành tây và hạt tiêu trong khoảng 3 phút cho đến khi mềm và thơm.

Trong khi đó, đánh bột đậu xanh với sữa, muối, hạt tiêu đen và hạt tiêu đỏ.

Sau đó đổ hỗn hợp vào chảo.

Nấu khoảng 4 phút. Lật nó lại và nấu thêm 3 đến 4 phút nữa cho đến khi chín. Phục vụ với rau mùi tây tươi. Không có gì!

Tranh giành đậu phụ cổ điển

(Sẵn sàng trong khoảng 15 phút | Phục vụ 2)

Mỗi khẩu phần: Calo: 202; Chất béo: 14,3g; Carbohydrat: 7,5g; Chất đạm: 14,6g

Nguyên liệu thô

1 muỗng canh dầu ô liu

6 ounce đậu phụ cứng, ép và vỡ vụn

1 chén rau bina bé

Muối biển và tiêu đen xay để nếm

1/2 muỗng cà phê bột nghệ

1/4 muỗng cà phê bột thì là

1/2 muỗng cà phê bột tỏi

1 nắm hẹ tươi, xắt nhỏ

Hướng dẫn

Đun nóng dầu ô liu trong chảo trên lửa vừa. Khi nóng, thêm đậu phụ và chiên trong 8 phút, thỉnh thoảng khuấy để đậu phụ chín đều.

Thêm rau mồng tơi và rau thơm và tiếp tục xào thêm 1 đến 2 phút nữa.

Trang trí với hẹ tươi và dùng nóng. Không có gì!

Bát hỗn hợp quả mọng và bơ hạnh nhân

(Sẵn sàng trong khoảng 10 phút | Phục vụ 3)

Mỗi khẩu phần: Calo: 397; Chất béo: 16,3g; Carbohydrat: 48,5g; Chất đạm: 19,6g

Nguyên liệu thô

1 ½ chén sữa hạnh nhân

2 quả chuối nhỏ

2 chén quả hỗn hợp, tươi hoặc đông lạnh

3 ngày, đọ sức

3 muỗng bột protein cây gai dầu

3 muỗng canh bơ hạnh nhân mịn

2 muỗng canh pepitas

Hướng dẫn

Trộn sữa hạnh nhân với chuối, quả mọng và chà là trong máy xay sinh tố hoặc máy xay thực phẩm.

Xử lý cho đến khi mọi thứ được kết hợp tốt. Chia sinh tố giữa ba bát.

Cho bơ hạnh nhân lên trên mỗi bát sinh tố và dùng dao cắt bơ để xoáy bơ hạnh nhân vào từng bát sinh tố.

Sau đó, trang trí từng bát sinh tố với pepitas, phục vụ lạnh và thưởng thức!

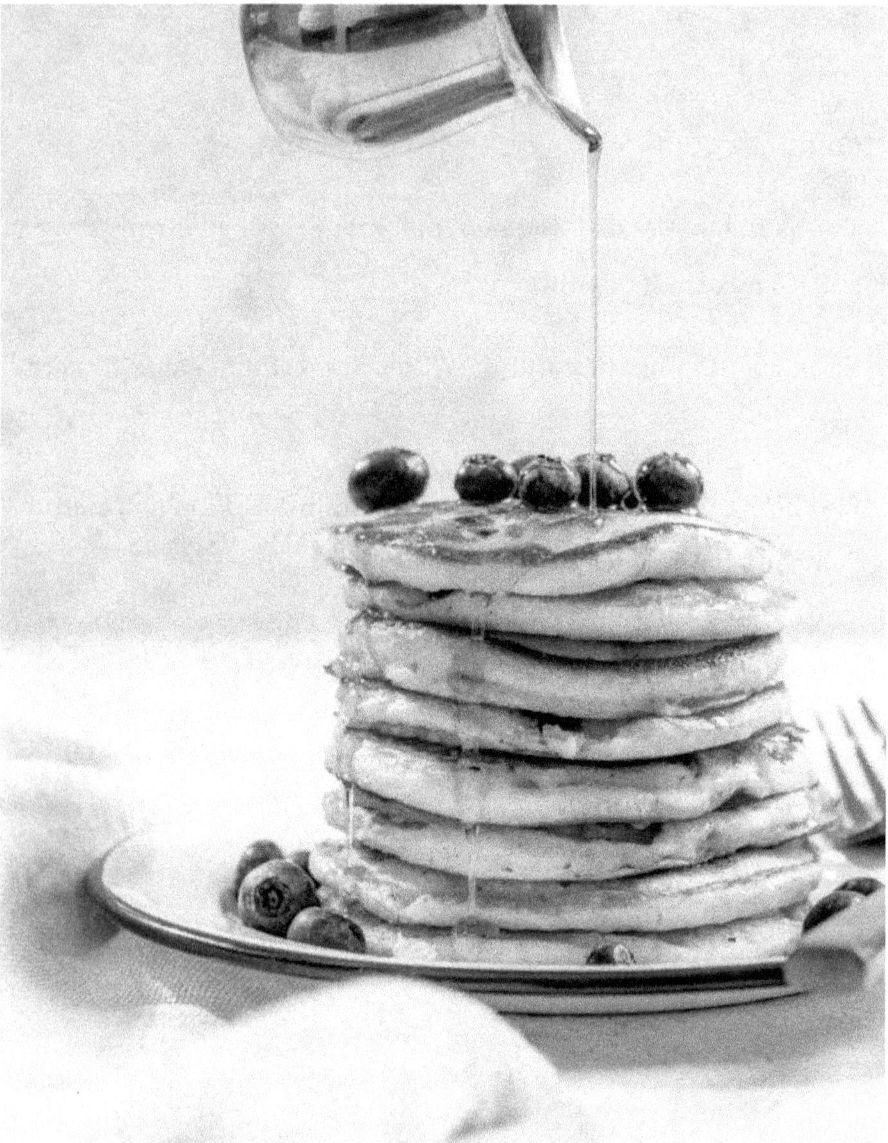

Yến mạch hàng ngày với dừa và dâu tây

(Sẵn sàng trong khoảng 15 phút | Phục vụ 2)

Mỗi khẩu phần: Calo: 457; Chất béo: 14,4g; Cacbohydrat: 66,3g; Chất đạm: 17,3g

Nguyên liệu thô

1/2 muỗng canh dầu dừa

1 chén yến mạch cán mỏng

Một nhúm nhỏ muối biển

1/8 muỗng cà phê hạt nhục đậu khấu

1/4 muỗng cà phê bạch đậu khấu

1 muỗng canh đường dừa

1 chén nước cốt dừa, ngọt

1 ly nước

2 muỗng canh dừa bào sợi

4 muỗng canh dâu tây tươi

Hướng dẫn

Đun chảy dầu dừa trong chảo trên lửa nhỏ. Sau đó nướng yến mạch trong khoảng 3 phút, khuấy liên tục.

Thêm muối, nhục đậu khấu, bạch đậu khấu, đường dừa, sữa và nước; tiếp tục nấu thêm 12 phút nữa hoặc cho đến khi chín hẳn.

Thìa hỗn hợp vào bát phục vụ; trên cùng với dừa bào sợi và dâu tây tươi. Không có gì!

Granola sô cô la ngon nhất từ trước đến nay

(Sẵn sàng trong khoảng 1 giờ | Phục vụ 10 người)

Mỗi khẩu phần: Calo: 428; Chất béo: 23,4g; Chất bột đường: 46,4g; Chất đạm: 11,3g

Nguyên liệu thô

1/2 chén dầu dừa

1/2 chén xi-rô cây thùa

1 muỗng cà phê bột vani

3 chén yến mạch cán mỏng

1/2 chén quả phỉ, xắt nhỏ

1/2 chén hạt bí ngô

1/2 muỗng cà phê bạch đậu khấu

1 muỗng cà phê bột quế

1/4 thìa cà phê đinh hương xay

1 muỗng cà phê muối Himalaya

1/2 chén sô cô la đen, cắt miếng

Hướng dẫn

Bắt đầu bằng cách làm nóng lò nướng của bạn ở nhiệt độ 260 độ F; Dòng hai tấm nướng bánh bằng giấy giấy da.

Sau đó trộn dầu dừa, xi-rô cây thùa và vani với nhau trong một bát trộn.

Dần dần thêm yến mạch, quả phỉ, hạt bí ngô và gia vị; quăng để áo khoác tốt. Trải hỗn hợp lên các tấm nướng đã chuẩn bị.

Nướng ở giữa lò, khuấy trong nửa thời gian nấu, trong khoảng 1 giờ hoặc cho đến khi có màu vàng nâu.

Khuấy sô cô la đen và để granola nguội hoàn toàn trước khi bảo quản. Lưu trữ trong hộp kín.

Không có gì!

Bánh nướng bí đỏ mùa thu

(Sẵn sàng trong khoảng 30 phút | Phục vụ 4)

Mỗi khẩu phần: Calo: 198; Chất béo: 9,4g; Chất bột đường: 24,5g; Chất đạm: 5,2g

Nguyên liệu thô

1/2 chén bột yến mạch

1/2 chén bột mì trắng nguyên cám

1 muỗng cà phê bột nở

1/4 muỗng cà phê muối Himalaya

1 muỗng cà phê đường

1/2 muỗng cà phê tiêu xay

1/2 muỗng cà phê bột quế

1/2 muỗng cà phê gừng kết tinh

1 muỗng cà phê nước cốt chanh, mới vắt

1/2 cốc sữa hạnh nhân

1/2 chén bí ngô nghiền

2 muỗng canh dầu dừa

Hướng dẫn

Trộn đều bột mì, bột nở, muối, đường và gia vị trong một bát trộn. Dần dần thêm nước cốt chanh, sữa và bí ngô xay nhuyễn.

Làm nóng chảo điện trong chảo cỡ vừa và bôi nhẹ bằng dầu dừa.

Nấu bánh trong khoảng 3 phút cho đến khi bong bóng hình thành; Lật nó lại và nấu ở phía bên kia trong 3 phút nữa cho đến khi bên dưới có màu nâu.

Lặp lại với dầu và bột còn lại. Ăn với đường quế nếu muốn. Không có gì!

Bánh nướng xốp kiểu Anh với đậu phụ

(Sẵn sàng trong khoảng 15 phút | Phục vụ 4)

Mỗi khẩu phần: Calo: 452; Chất béo: 24,3g; Tinh bột: 38g; Chất đạm: 25,6g

Nguyên liệu thô

2 muỗng canh dầu ô liu

16 ounce đậu phụ cứng

1 muỗng canh men dinh dưỡng

1/4 muỗng cà phê bột nghệ

2 nắm cải xoăn tươi, xắt nhỏ

Muối Kosher và hạt tiêu đen xay, để nếm thử

4 bánh nướng xốp kiểu Anh, cắt làm đôi

4 muỗng canh sốt cà chua

4 lát phô mai thuần chay

Hướng dẫn

Đun nóng dầu ô liu trong chảo trên lửa vừa. Khi nóng, thêm đậu phụ và chiên trong 8 phút, thỉnh thoảng khuấy để đậu phụ chín đều.

Thêm men dinh dưỡng, nghệ và cải xoăn và tiếp tục xào thêm 2 phút hoặc cho đến khi cải xoăn héo. Nêm muối và hạt tiêu cho vừa ăn.

Trong khi đó, nướng bánh nướng xốp kiểu Anh cho đến khi giòn.

Để lắp ráp bánh mì, phết nửa dưới của bánh nướng xốp kiểu Anh bằng sốt cà chua; phủ hỗn hợp đậu phụ và pho mát thuần chay lên trên; cho bánh mì lên trên, đóng bánh mì và dùng nóng.

Không có gì!

cháo quế

(Sẵn sàng trong khoảng 20 phút | Phục vụ 3)

Mỗi khẩu phần: Calo: 491; Chất béo: 13,2g; Tinh bột: 76g; Chất đạm: 16,6g

Nguyên liệu thô

3 cốc sữa hạnh nhân

3 muỗng canh xi-rô phong

3 muỗng cà phê dầu dừa

1/4 muỗng cà phê muối kosher

1/2 muỗng cà phê bột quế

1 ¼ chén bột báng

Hướng dẫn

Đun nóng sữa hạnh nhân, xi-rô cây phong, dầu dừa, muối và quế trong nồi trên lửa nhỏ.

Sau khi nóng, dần dần khuấy bột semolina. Đun nhỏ lửa và tiếp tục nấu cho đến khi cháo đạt độ đặc mong muốn.

Trang trí với toppings yêu thích của bạn và phục vụ nóng. Không có gì!

Bánh mì nướng Pháp sốt táo suy đồi

(Sẵn sàng trong khoảng 15 phút | Phục vụ 1)

Mỗi khẩu phần: Calo: 333; Chất béo: 16,9g; Carbohydrat: 40,3g; Chất đạm: 5,6g

Nguyên liệu thô

1/4 cốc sữa yến mạch, có đường

2 muỗng canh táo, ngọt

1/2 muỗng cà phê bột vani

Một nhúm muối

Một nhúm hạt nhục đậu khấu

1/4 thìa cà phê đinh hương xay

1/4 muỗng cà phê bột quế

2 lát bánh mì mộc mạc ngày xưa

1 muỗng canh dầu dừa

1 muỗng canh xi-rô phong

Hướng dẫn

Trộn sữa yến mạch, sốt táo, vani, muối, nhục đậu khấu, đinh hương và quế trong một bát trộn.

Nhúng từng lát bánh mì vào hỗn hợp sữa trứng cho đến khi được phủ đều các mặt.

Đun nóng dầu dừa trong chảo trên lửa vừa cao. Nấu khoảng 3 phút cho mỗi bên, cho đến khi vàng nâu.

Rưới bánh mì Pháp với xi-rô cây phong và phục vụ ngay lập tức. Không có gì!

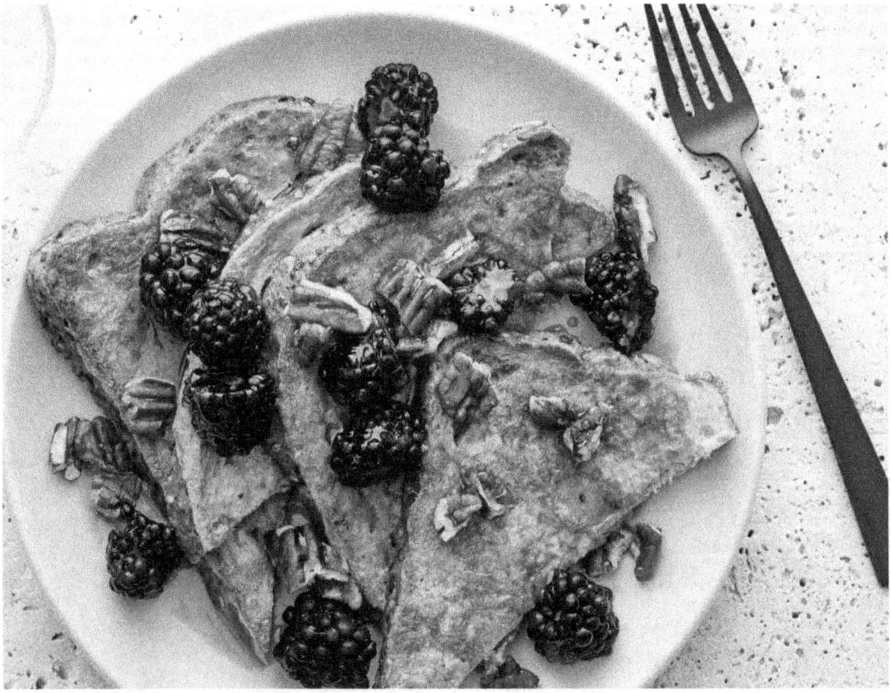

Bánh pudding ăn sáng hấp dẫn

(Sẵn sàng trong khoảng 2 giờ 10 phút | Phục vụ 6)

Mỗi khẩu phần: Calo: 463; Chất béo: 6,2g; Tinh bột: 83g; Chất đạm: 11,4g

Nguyên liệu thô

1 ½ chén sữa hạnh nhân

1/2 chén xi-rô phong

2 muỗng canh bơ hạnh nhân

1/2 muỗng cà phê chiết xuất vani

1/2 muỗng cà phê chiết xuất hạnh nhân

1/2 muỗng cà phê bột quế

1/2 thìa cà phê đinh hương xay

1/3 muỗng cà phê muối kosher

1/2 chén hạnh nhân, đại khái xắt nhỏ

4 chén bánh mì trắng ngày tuổi, hình khối

Hướng dẫn

Kết hợp sữa hạnh nhân, xi-rô cây thích, bơ hạnh nhân, chiết xuất vani, chiết xuất hạnh nhân và gia vị trong một bát trộn.

Thêm bánh mì nướng vào bột và khuấy đều để kết hợp tốt. Trộn hạnh nhân và để yên trong khoảng 1 giờ.

Sau đó múc hỗn hợp vào một món nướng có dầu nhẹ.

Nướng trong lò đã làm nóng trước ở nhiệt độ 350 độ F trong khoảng 1 giờ hoặc cho đến khi mặt trên có màu vàng nâu.

Đặt bánh pudding lên giá trong 10 phút trước khi cắt và phục vụ. Không có gì!

Bánh trứng với nấm và ớt

(Sẵn sàng trong khoảng 30 phút | Phục vụ 4)

Mỗi khẩu phần: Calo: 390; Chất béo: 26,2g; Cacbohydrat: 22,4g; Chất đạm: 22,1g

Nguyên liệu thô

4 muỗng canh dầu ô liu

1 củ hành tím, xắt nhỏ

1 quả ớt đỏ, thái lát

1 muỗng cà phê tỏi, thái nhỏ

1 pound nấm nút, thái lát

Muối biển và tiêu đen xay, để nếm

1/2 muỗng cà phê oregano khô

1/2 muỗng cà phê thì là khô

16 ounce đậu phụ, ráo nước và vỡ vụn

2 muỗng canh men dinh dưỡng

1/2 muỗng cà phê bột nghệ

4 muỗng canh bột ngô

1/3 cốc sữa yến mạch, không đường

Hướng dẫn

Làm nóng trước 2 muỗng canh dầu ô liu trong chảo không dính ở nhiệt độ trung bình cao. Sau đó xào hành tây và hạt tiêu trong khoảng 4 phút cho đến khi mềm và có mùi thơm.

Thêm tỏi và nấm và tiếp tục nấu thêm 2 đến 3 phút hoặc cho đến khi có mùi thơm. Nêm muối, hạt tiêu đen, oregano và thì là. Yêu cầu.

Kết hợp đậu phụ, men dinh dưỡng, bột nghệ, bột ngô và sữa trong máy xay sinh tố hoặc máy chế biến thực phẩm. Làm việc cho đến khi bạn có một khối bột mịn và đồng nhất.

Đun nóng 1 muỗng canh dầu ô liu trong cùng một chảo cho đến khi nóng. Đổ vào 1/2 hỗn hợp đậu phụ và phết bằng thìa.

Nấu trong khoảng 6 phút hoặc cho đến khi chín; lật và nấu thêm 3 phút nữa. Trượt món trứng tráng lên đĩa phục vụ.

Múc 1/2 phần nhân nấm lên trên nửa đĩa trứng tráng. Gấp một nửa trứng ốp la chưa được lấp đầy lên trên phần nhân.

Lặp lại với món trứng tráng khác. Cắt chúng làm đôi và dùng nóng. Không có gì!

Frosty Hemp và Blackberry Smoothie Bowl

(Sẵn sàng trong khoảng 10 phút | Phục vụ 2)

Mỗi khẩu phần: Calo: 362; Chất béo: 9,1g; Cacbohydrat: 52,1g; Chất đạm: 22,1g

Nguyên liệu thô

2 muỗng canh hạt gai dầu

1/2 chén nước cốt dừa

1 cốc sữa chua dừa

1 chén quả mâm xôi, đông lạnh

2 quả chuối nhỏ, đông lạnh

4 muỗng canh granola

Hướng dẫn

Trộn tất cả các thành phần trong máy xay sinh tố của bạn, cố gắng giữ chất lỏng ở dưới cùng của máy xay sinh tố để giúp nghiền trái cây.

Chia sinh tố giữa các bát.

Trang trí mỗi bát bằng granola và thêm một vài quả mọng đông lạnh, nếu muốn. Phục vụ ngay lập tức!

Sô cô la và yến mạch cắt hạt óc chó

(Sẵn sàng trong khoảng 30 phút | Phục vụ 3)

Mỗi khẩu phần: Calo: 452; Chất béo: 18,1g; Tinh bột: 67g; Chất đạm: 11g

Nguyên liệu thô

2 cốc sữa yến mạch

1/3 chén yến mạch cắt thép

1 muỗng canh dầu dừa

1/4 chén đường dừa

Một nhúm hạt nhục đậu khấu

Một nhúm nhỏ muối biển

1/4 muỗng cà phê bột quế

1/4 muỗng cà phê chiết xuất vani

4 muỗng canh bột ca cao

1/3 chén nửa quả óc chó kiểu Anh

4 muỗng canh sô cô la chip

Hướng dẫn

Đun sôi sữa yến mạch và yến mạch ở nhiệt độ cao vừa phải. Sau đó giảm nhiệt xuống thấp và thêm dầu dừa, đường và gia vị; đun nhỏ lửa trong khoảng 25 phút, khuấy thường xuyên.

Thêm bột ca cao và tiếp tục đun nhỏ lửa thêm 3 phút nữa.

Đổ bột yến mạch vào bát phục vụ. Trên cùng mỗi bát với một nửa quả óc chó và sô cô la chip.

Không có gì!

Cháo kiều mạch với táo và hạnh nhân

(Sẵn sàng trong khoảng 20 phút | Phục vụ 3)

Mỗi khẩu phần: Calo: 377; Chất béo: 8,8g; chất bột đường: 70g; Chất đạm: 10,6g

Nguyên liệu thô

1 chén kiều mạch, nướng

3/4 cốc nước

1 cốc sữa gạo

1/4 muỗng cà phê muối biển

3 muỗng canh xi-rô cây thùa

1 chén táo, lõi và thái hạt lựu

3 muỗng canh hạnh nhân, thái lát

2 muỗng canh dừa bào sợi

2 muỗng canh hạt gai dầu

Hướng dẫn

Đun sôi kiều mạch, nước, sữa và muối trong nồi. Ngay lập tức biến nhiệt thành hơi sôi; đun nhỏ lửa trong khoảng 13 phút cho đến khi mềm.

Khuấy xi-rô cây thùa. Chia cháo giữa ba bát phục vụ.

Trang trí từng phần với táo, hạnh nhân, dừa và hạt gai dầu. Không có gì!

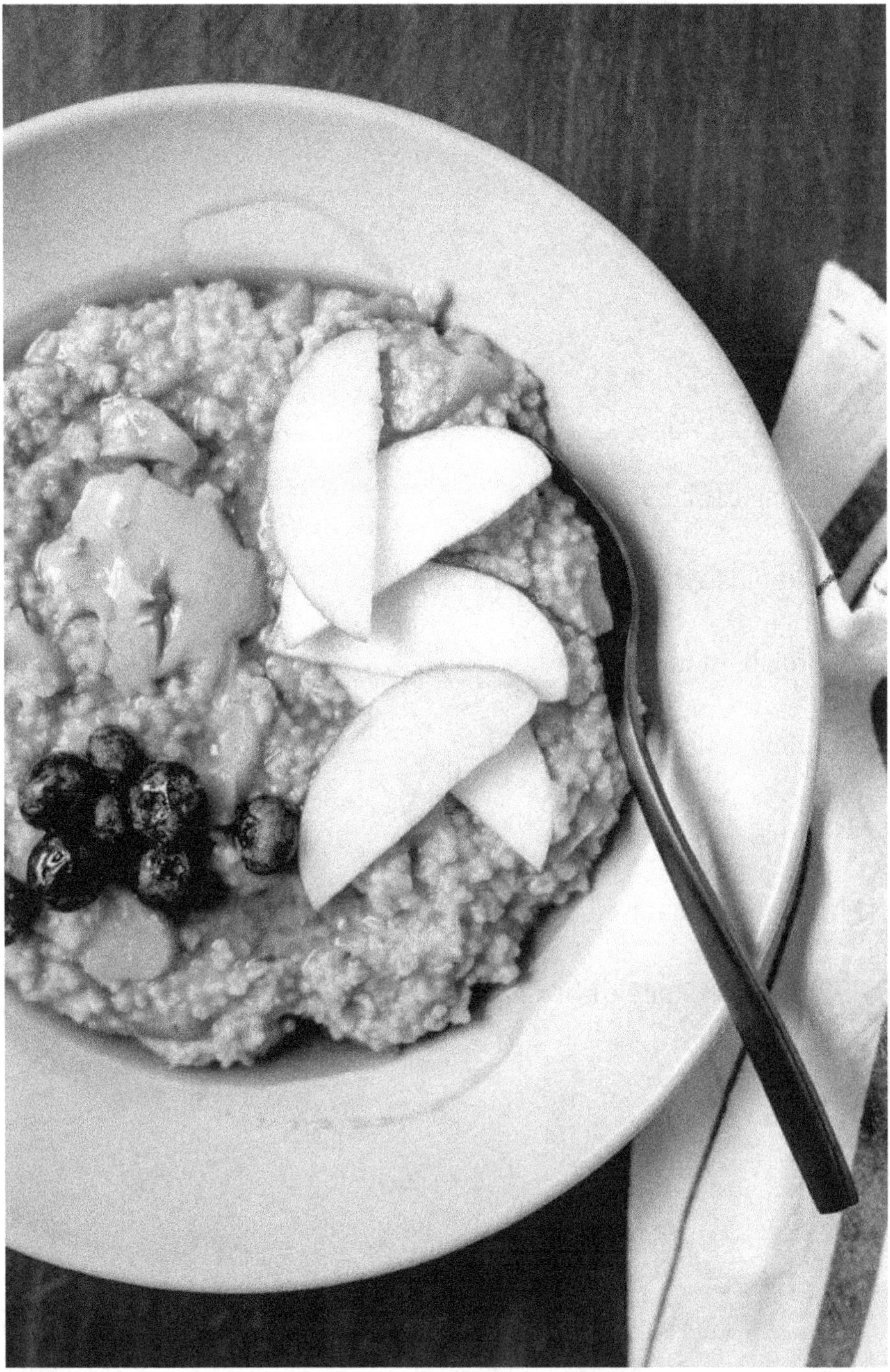

Bánh tortilla truyền thống của Tây Ban Nha

(Sẵn sàng trong khoảng 35 phút | Phục vụ 2)

Mỗi khẩu phần: Calo: 379; Chất béo: 20,6g; Carbohydrat: 45,2g; Chất đạm: 5,6g

Nguyên liệu thô

3 muỗng canh dầu ô liu

2 củ khoai tây vừa, gọt vỏ và thái hạt lựu

1/2 tỏi, băm nhỏ

8 muỗng canh gram bột mì

8 muỗng canh nước

Muối biển và hạt tiêu đen xay, theo mùa

1/2 muỗng cà phê ớt bột Tây Ban Nha

Hướng dẫn

Đun nóng 2 muỗng canh dầu ô liu trong chảo trên lửa nhỏ. Bây giờ nấu khoai tây và hành tây; nấu khoảng 20 phút hoặc cho đến khi mềm; quỹ dự phòng.

Trộn bột mì, nước, muối, hạt tiêu đen và ớt bột trong một bát trộn. Thêm hỗn hợp khoai tây / hành tây.

Đun nóng 1 muỗng canh dầu ô liu còn lại trong cùng một chảo. Đổ 1/2 lượng bột vào chảo. Nấu bánh tortilla của bạn trong khoảng 11 phút, lật một hoặc hai lần để bánh chín đều.

Lặp lại với phần bột còn lại và dùng nóng.

Bánh quy gừng Bí

(Sẵn sàng trong khoảng 25 phút | Phục vụ 3)

Mỗi khẩu phần: Calo: 299; Chất béo: 12,6g; Chất bột đường: 38,5g; Chất đạm: 6,8g

Nguyên liệu thô

1 chén bột mì đa dụng

1 muỗng cà phê bột nở

1 muỗng canh đường nâu

1 muỗng cà phê gừng xay

1 cốc sữa hạnh nhân

1 muỗng cà phê chiết xuất vani

2 dầu ô liu

Hướng dẫn

Làm nóng trước bàn ủi waffle theo hướng dẫn của nhà sản xuất.

Trộn bột mì, bột nở, đường nâu, gừng xay, sữa hạnh nhân, chiết xuất vani và dầu ô liu trong một bát trộn.

Đánh cho đến khi mọi thứ được kết hợp tốt.

Đổ 1/3 lượng bột vào khuôn làm bánh quế đã được làm nóng trước và nấu cho đến khi bánh quế vàng và giòn. Lặp lại với phần bột còn lại.

Phục vụ bánh quế với mứt dâu đen, nếu muốn. Không có gì!

Cháo với chuối và quả óc chó

(Sẵn sàng trong khoảng 15 phút | Phục vụ 4)

Mỗi khẩu phần: Calo: 389; Chất béo: 11,6g; Chất bột đường: 67,7g; Chất đạm: 16,8g

Nguyên liệu thô

1 chén yến mạch cán mỏng

1 chén vảy đánh vần

2 cốc sữa hạnh nhân không đường

4 muỗng canh mật hoa agave

4 muỗng canh quả óc chó, xắt nhỏ

2 quả chuối, thái lát

Hướng dẫn

Chiên yến mạch và yến mạch vụn trong chảo cho đến khi có mùi thơm, làm từng mẻ.

Đun sôi sữa và thêm yến mạch, mảnh đánh vần và mật hoa agave.

Đun sôi và đun nhỏ lửa trong 6 đến 7 phút, thỉnh thoảng khuấy.
Cho quả óc chó và chuối lên trên và dùng nóng. Không có gì!

Ngũ cốc thân thiện với trẻ em

(Sẵn sàng trong khoảng 15 phút | Phục vụ 5)

Mỗi khẩu phần: Calo: 203; Chất béo: 2,7g; Carbohydrat: 39,7g; Chất đạm: 4,4g

Nguyên liệu thô

1 ½ chén bột đánh vần

1/2 muỗng cà phê bột nở

1 thìa cà phê quế

1/2 muỗng cà phê bạch đậu khấu

1/4 thìa cà phê đinh hương xay

1/2 chén đường nâu

1/3 cốc sữa hạnh nhân

2 muỗng cà phê dầu dừa, tan chảy

Hướng dẫn

Bắt đầu bằng cách làm nóng lò trước ở nhiệt độ 350 độ F.

Trộn kỹ tất cả các thành phần khô trong một bát trộn. Dần dần đổ sữa và dầu dừa và trộn đều.

Đổ bột vào túi bánh ngọt. Bây giờ, đặt các quả bóng 1/4 inch trên các tấm bánh quy có lót giấy da.

Nướng trong lò làm nóng trước khoảng 13 phút. Phục vụ với sữa dựa trên thực vật yêu thích của bạn.

Bảo quản trong hộp kín khoảng 1 tháng. Không có gì!

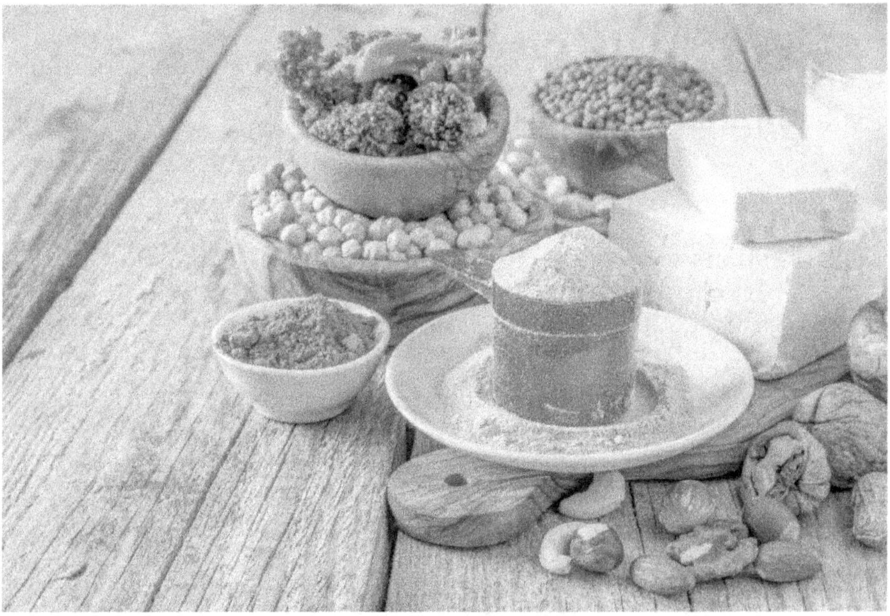

Bữa sáng cổ điển Burrito

(Sẵn sàng trong khoảng 15 phút | Phục vụ 4)

Mỗi khẩu phần: Calo: 593; Chất béo: 23,7g; Chất bột đường: 71,7g; Chất đạm: 30,4g

Nguyên liệu thô

1 muỗng canh dầu ô liu

16 ounce đậu phụ, ép

4 (6 inch) bánh ngô nguyên cám

1 ½ chén đậu xanh đóng hộp, để ráo nước

1 quả bơ vừa, đọ sức và thái lát

1 thìa nước cốt chanh

1 muỗng cà phê tỏi, ép

2 quả ớt, thái lát

Muối biển và tiêu đen xay, để nếm

1/2 muỗng cà phê mảnh ớt đỏ

Hướng dẫn

Đun nóng dầu ô liu trong chảo trên lửa vừa. Khi nóng, thêm đậu phụ và chiên trong khoảng 10 phút, thỉnh thoảng khuấy để đậu phụ chín đều.

Chia đậu phụ chiên giữa bánh ngô ấm; đặt phần còn lại của các thành phần trên bánh ngô của bạn, cuộn chúng lại và phục vụ ngay lập tức.

Không có gì!

Bánh mì nướng giòn tự làm

(Sẵn sàng trong khoảng 15 phút | Phục vụ 8)

Mỗi khẩu phần: Calo: 330; Chất béo: 25,7g; Chất bột đường: 24,7g; Chất đạm: 4,8g

Nguyên liệu thô

1 chén bột hạnh nhân

1 chén bột dừa

1/2 chén bột mì đa dụng

1 chén đường

1 muỗng cà phê muối kosher

1 muỗng cà phê bạch đậu khấu

1/4 muỗng cà phê hạt nhục đậu khấu

1 muỗng canh quế

3 muỗng canh hạt lanh xay

1/2 chén dầu dừa, tan chảy

8 muỗng canh nước cốt dừa

Hướng dẫn

Bắt đầu bằng cách làm nóng lò trước ở nhiệt độ 340 độ F. Trộn đều tất cả các nguyên liệu khô trong một bát trộn.

Dần dần đổ dầu và sữa vào; trộn để kết hợp tốt.

Tạo bột thành một quả bóng và làm phẳng giữa 2 tờ giấy nướng. Cắt thành những miếng vuông nhỏ và chọc chúng bằng nĩa để ngăn bọt khí.

Nướng trong lò làm nóng trước khoảng 15 phút. Chúng tiếp tục giòn lên khi nguội. Không có gì!

Cupcakes mùa thu với quế và táo

(Sẵn sàng trong khoảng 30 phút | Phục vụ 9)

Mỗi khẩu phần: Calo: 232; Chất béo: 7,1g; Cacbohydrat: 36,3g; Chất đạm: 7,1g

Nguyên liệu thô

2 chén yến mạch kiểu cũ

1/2 muỗng cà phê bột nở

1 thìa cà phê quế

1/4 muỗng cà phê hạt nhục đậu khấu

1/4 muỗng cà phê muối biển

1 cốc sữa hạnh nhân

1/4 chén xi-rô cây thùa

1/2 chén nước sốt táo

2 muỗng canh dầu dừa

2 muỗng canh bơ đậu phộng

1 muỗng canh hạt chia

1 quả táo nhỏ, bỏ lõi và thái hạt lựu

Hướng dẫn

Bắt đầu bằng cách làm nóng lò nướng của bạn ở nhiệt độ 360 độ F. Xịt dầu ăn chống dính lên khuôn bánh muffin.

Trộn đều tất cả các nguyên liệu trong một bát trộn, trừ táo.

Gấp táo vào và cạo bột vào khuôn muffin đã chuẩn bị.

Nướng bánh nướng xốp trong khoảng 25 phút hoặc cho đến khi tăm sạch. Không có gì!

Rau gia vị và đậu hũ

(Sẵn sàng trong khoảng 15 phút | Phục vụ 2)

Mỗi khẩu phần: Calo: 422; Chất béo: 23,8g; Tinh bột: 33g; Chất đạm: 25,3g

Nguyên liệu thô

2 muỗng canh dầu

1 quả ớt chuông, bỏ hạt và thái lát

2 muỗng canh hành tây, xắt nhỏ

6 ounce nấm nút cremini, thái lát

1/2 muỗng cà phê tỏi, băm nhỏ

1 quả ớt jalapeno, bỏ hạt và thái nhỏ

6 ounces đậu phụ cứng, ép

1 muỗng canh men dinh dưỡng

1/4 muỗng cà phê bột nghệ

Kala namak và tiêu đen xay, để nếm

6 ounces đậu xanh, ráo nước

Hướng dẫn

Đun nóng dầu ô liu trong chảo chống dính trên ngọn lửa thấp. Khi nóng, chiên ớt trong khoảng 2 phút.

Bây giờ thêm hành tây, nấm và tiếp tục chiên thêm 3 phút nữa hoặc cho đến khi nấm tiết ra chất lỏng.

Sau đó thêm tỏi, ớt jalapeno và đậu phụ và chiên thêm 5 phút nữa, dùng nĩa đập nát đậu phụ.

Thêm men dinh dưỡng, nghệ, muối, hạt tiêu và đậu xanh; tiếp tục xào thêm 2 phút hoặc cho đến khi chín hẳn. Không có gì!

Granola dừa với mận khô

(Sẵn sàng trong khoảng 1 giờ | Phục vụ 10 người)

Mỗi khẩu phần: Calo: 420; Chất béo: 15,2g; Cacbohydrat: 64,3g; Chất đạm: 11,6g

Nguyên liệu thô

1/3 chén dầu dừa

1/2 chén xi-rô phong

1 muỗng cà phê muối biển

1/4 muỗng cà phê hạt nhục đậu khấu

1/2 muỗng cà phê bột quế

1/2 muỗng cà phê chiết xuất vani

4 chén yến mạch kiểu cũ

1/2 chén hạnh nhân, xắt nhỏ

1/2 chén hồ đào, xắt nhỏ

1/2 quả dừa, bào sợi

1 chén mận khô, xắt nhỏ

Hướng dẫn

Bắt đầu bằng cách làm nóng lò nướng của bạn ở nhiệt độ 260 độ F; Dòng hai tấm nướng bánh bằng giấy giấy da.

Sau đó trộn đều dầu dừa, xi-rô cây thích, muối, nhục đậu khấu, quế và vani.

Dần dần thêm yến mạch, hạnh nhân, hồ đào và dừa; quăng để áo khoác tốt.

Trải hỗn hợp lên các tấm nướng đã chuẩn bị.

Nướng ở giữa lò, khuấy trong nửa thời gian nấu, trong khoảng 1 giờ hoặc cho đến khi có màu vàng nâu.

Khuấy mận khô và để granola nguội hoàn toàn trước khi bảo quản. Lưu trữ trong hộp kín.

Không có gì!

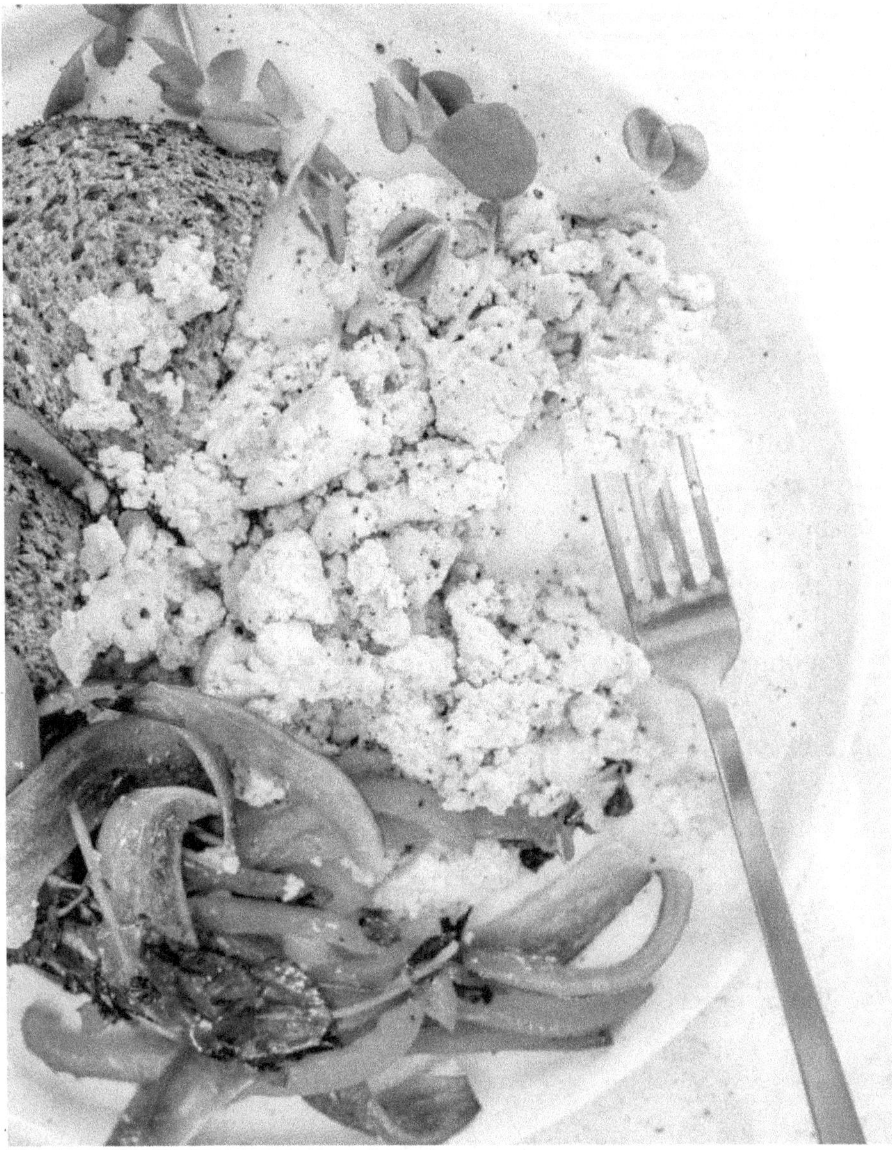

Bánh nướng cà rốt sữa chua

(Sẵn sàng trong khoảng 25 phút | Phục vụ 4)

Mỗi khẩu phần: Calo: 254; Chất béo: 13,1g; Tinh bột: 34g; Chất đạm: 3,4g

Nguyên liệu thô

1/2 chén bột yến mạch

1/2 muỗng cà phê bột nở

1 muỗng cà phê đường dừa

1/4 muỗng cà phê tiêu xay

1/4 muỗng cà phê chiết xuất vani

1 củ cà rốt lớn, tỉa và nạo

1 chén chuối, nghiền

1/2 cốc sữa chua dừa

4 muỗng cà phê dầu dừa, ở nhiệt độ phòng

4 muỗng canh đường bột

1 muỗng cà phê bột quế

Hướng dẫn

Trộn bột mì, bột nở, đường dừa, tiêu xay và vani vào tô trộn.

Dần dần thêm sữa chua cà rốt, chuối và dừa.

Làm nóng chảo điện trong chảo cỡ vừa và bôi nhẹ bằng dầu dừa.

Thìa khoảng 1/4 bột vào chảo đã làm nóng trước. Nấu bánh trong khoảng 3 phút cho đến khi bong bóng hình thành; Lật nó lại và nấu ở phía bên kia trong 3 phút nữa cho đến khi bên dưới có màu nâu.

Lặp lại với dầu và bột còn lại. Trộn đường bột và bột quế trong một bát nhỏ.

Rắc từng chiếc bánh với đường quế và dùng nóng. Thưởng thức!

Pudding thô buổi sáng

(Sẵn sàng trong khoảng 10 phút + thời gian làm nguội | Phục vụ 3)

Mỗi khẩu phần: Calo: 364; Chất béo: 10,5g; Cacbohydrat: 61,4g; Chất đạm: 9g

Nguyên liệu thô

2 ½ cốc sữa hạnh nhân

3 muỗng canh xi-rô cây thùa

1/2 muỗng cà phê tinh chất vani

Một nhúm muối mịn

Một nhúm hạt nhục đậu khấu

1/4 muỗng cà phê bạch đậu khấu

1/4 muỗng cà phê gừng kết tinh

1/2 chén yến mạch ăn liền

1/2 chén hạt chia

Hướng dẫn

Thêm sữa, xi-rô cây thùa và gia vị vào một cái bát và khuấy đều cho đến khi mọi thứ hòa quyện vào nhau.

Trộn trong yến mạch và hạt chia và khuấy lại để kết hợp tốt. Đổ hỗn hợp vào ba lọ, đậy nắp và để trong tủ lạnh qua đêm.

Khuấy bằng thìa vào ngày thực tế và phục vụ. Không có gì!

Bột yến mạch bánh táo nướng

(Sẵn sàng trong khoảng 45 phút | Phục vụ 5)

Mỗi khẩu phần: Calo: 345; Mỡ trăn: 12g; Carbohydrat: 51,4g; Chất đạm: 10,8g

Nguyên liệu thô

1 ½ chén yến mạch kiểu cũ

1/2 muỗng cà phê quế

1/4 muỗng cà phê hạt nhục đậu khấu

1/4 thìa cà phê đinh hương xay

1/4 muỗng cà phê muối biển

1 cốc sữa yến mạch

1/2 chén táo đóng hộp

1/4 chén xi-rô cây thùa

1 muỗng canh hạt chia

1 muỗng canh dầu dừa

1/2 muỗng cà phê chiết xuất hạnh nhân

1/3 chén quả óc chó, xắt nhỏ

Hướng dẫn

Bắt đầu bằng cách làm nóng lò nướng của bạn ở nhiệt độ 370 độ F. Xịt bình xịt chống dính lên mặt bếp.

Trộn kỹ tất cả các thành phần trong một bát trộn cho đến khi mọi thứ được trộn đều.

Tiếp theo, đổ hỗn hợp bột yến mạch vào món nướng đã chuẩn bị.

Nướng trong lò đã làm nóng trước khoảng 35 phút, cho đến khi phần giữa chín. Để nguội trong 10 phút trước khi cắt và phục vụ. Không có gì!

Trứng tráng dễ dàng với cà chua và hummus

(Sẵn sàng trong khoảng 20 phút | Phục vụ 2)

Mỗi khẩu phần: Calo: 324; Chất béo: 20,3g; Carbohydrat: 18,4g; Chất đạm: 18g

Nguyên liệu thô

10 ounce đậu phụ lụa, ép

4 muỗng canh nước

1 muỗng cà phê giấm balsamic

3 muỗng canh men dinh dưỡng

2 muỗng cà phê bột dong riềng

1/2 muỗng cà phê bột nghệ

Kala namak muối và hạt tiêu đen

2 muỗng canh dầu ô liu

Topping:

2 muỗng canh hummus

1 quả cà chua vừa, thái lát

1 muỗng cà phê tỏi, băm nhỏ

2 củ hành tây, xắt nhỏ

Hướng dẫn

Kết hợp đậu phụ, nước, giấm balsamic, men dinh dưỡng, bột dong riềng, bột nghệ, muối và hạt tiêu đen trong máy xay sinh tố hoặc máy xay thực phẩm. Làm việc cho đến khi bạn có một khối bột mịn và đồng nhất.

Đun nóng dầu ô liu trong chảo cho đến khi nóng. Đổ vào 1/2 hỗn hợp đậu phụ và phết bằng thìa.

Nấu trong khoảng 6 phút hoặc cho đến khi chín; lật và nấu thêm 3 phút nữa. Trượt món trứng tráng lên đĩa phục vụ.

Lặp lại với phần bột còn lại. Đặt lớp phủ trên một nửa mỗi món trứng tráng. Gấp một nửa món trứng tráng chưa được lấp đầy lên trên phần nhân. Không có gì!

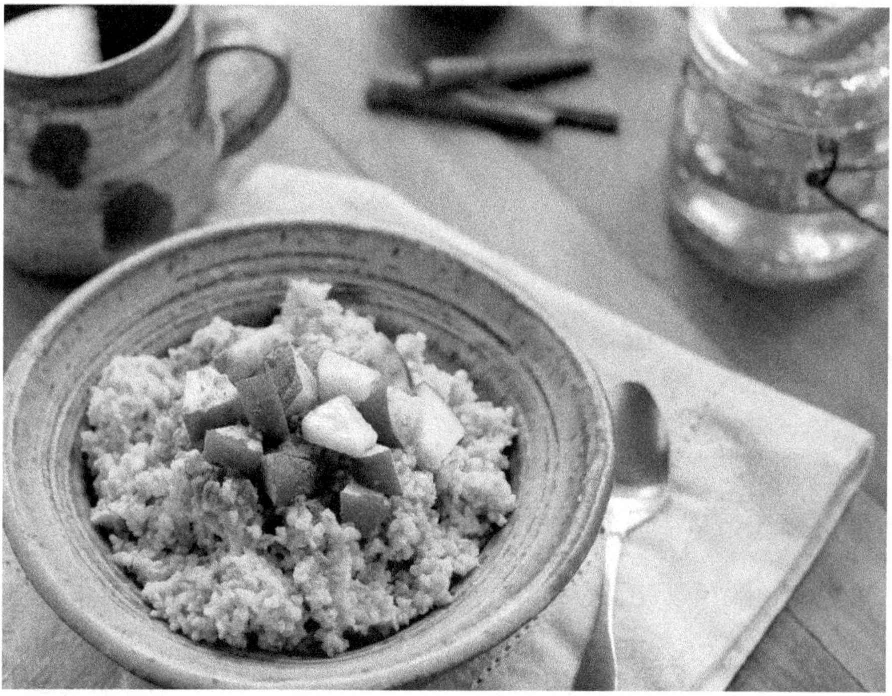

Atisô rang rượu và chanh

(Sẵn sàng trong khoảng 35 phút | Phục vụ 4)

Mỗi khẩu phần: Calo: 228; Chất béo: 15,4g; Carbohydrat: 19,3g; Chất đạm: 7,2g

Nguyên liệu thô

1 quả chanh lớn, mới vắt

1 ½ pound atisô, đã cắt tỉa, loại bỏ lá và thân cứng bên ngoài

2 muỗng canh lá bạc hà, thái nhỏ

2 muỗng canh lá rau mùi, thái nhỏ

2 muỗng canh lá húng quế, thái nhỏ

2 tép tỏi, băm nhỏ

1/4 chén rượu trắng khô

1/4 chén dầu ô liu nguyên chất, cộng thêm cho mưa phùn

Muối biển và hạt tiêu đen mới xay, để nếm thử

Hướng dẫn

Đổ đầy một bát nước và thêm nước cốt chanh. Đặt atisô đã làm sạch vào bát, giữ cho chúng ngập hoàn toàn.

Trộn đều các loại thảo mộc và tỏi trong một bát nhỏ khác. Chà atisô của bạn với hỗn hợp thảo mộc.

Đổ rượu và dầu ô liu vào nồi; thêm atisô vào nồi. Đun sôi và tiếp tục nấu, đậy nắp, trong khoảng 30 phút cho đến khi atisô giòn.

Để phục vụ, rưới atisô với nước ép nấu ăn, nêm muối và tiêu đen và thưởng thức!

. Cà rốt nướng với các loại thảo mộc

(Sẵn sàng trong khoảng 25 phút | Phục vụ 4)

Mỗi khẩu phần: Calo: 217; Chất béo: 14,4g; Cacbohydrat: 22,4g; Chất đạm: 2,3g

Nguyên liệu thô

2 pound cà rốt, tỉa và giảm một nửa theo chiều dọc

4 muỗng canh dầu ô liu

1 muỗng cà phê tỏi băm nhỏ

1 muỗng cà phê ớt bột

Muối biển và hạt tiêu đen mới xay

2 muỗng canh rau mùi tươi, xắt nhỏ

2 muỗng canh mùi tây tươi, xắt nhỏ

2 muỗng canh hẹ tươi, xắt nhỏ

Hướng dẫn

Bắt đầu bằng cách làm nóng lò trước ở nhiệt độ 400 độ F.

Xào cà rốt với dầu ô liu, tỏi, ớt bột, muối và hạt tiêu đen. Xếp chúng thành một lớp trên khay nướng có lót giấy nướng.

Nướng cà rốt trong lò đã làm nóng trước khoảng 20 phút, cho đến khi mềm.

Quăng cà rốt với các loại thảo mộc tươi và phục vụ ngay lập tức. Không có gì!

Đậu xanh rang dễ dàng

(Sẵn sàng trong khoảng 15 phút | Phục vụ 4)

Mỗi khẩu phần: Calo: 207; Chất béo: 14,5g; Chất bột đường: 16,5g; Chất đạm: 5,3g

Nguyên liệu thô

4 muỗng canh dầu ô liu

1 củ cà rốt, cắt thành que diêm

1 ½ pound đậu xanh, tỉa

4 tép tỏi, bóc vỏ

1 lá nguyệt quế

1 ½ chén nước luộc rau

Muối biển và tiêu đen xay, để nếm

1 quả chanh, cắt thành nêm

Hướng dẫn

Đun nóng dầu ô liu trong chảo trên lửa vừa. Sau khi nóng, xào cà rốt và đậu xanh trong khoảng 5 phút, khuấy thường xuyên để nấu chín đều.

Thêm tỏi và lá nguyệt quế và tiếp tục nấu thêm 1 phút hoặc cho đến khi có mùi thơm.

Thêm nước dùng, muối và hạt tiêu đen và tiếp tục đun nhỏ lửa, đậy nắp trong khoảng 9 phút hoặc cho đến khi đậu xanh mềm.

Nêm nếm, điều chỉnh gia vị và ăn kèm với chanh. Không có gì!

Cải xoăn chiên vừng

(Sẵn sàng trong khoảng 10 phút | Phục vụ 4)

Mỗi khẩu phần: Calo: 247; Chất béo: 19,9g; Carbohydrat: 13,9g; Chất đạm: 8,3g

Nguyên liệu thô

1 chén nước luộc rau

1 pound cải xoăn, làm sạch, loại bỏ cuống cứng, thái nhỏ

4 muỗng canh dầu ô liu

6 tép tỏi, băm nhỏ

1 muỗng cà phê ớt bột

Muối Kosher và hạt tiêu đen xay, để nếm thử

4 muỗng canh hạt vừng, nướng nhẹ

Hướng dẫn

Đun sôi trong nồi; thêm lá cải xoăn và đun sôi. Nấu khoảng 5 phút cho đến khi cải xoăn mềm; quỹ dự phòng.

Đun nóng dầu trong cùng một nồi trên lửa vừa. Khi nóng, xào tỏi trong khoảng 30 giây hoặc cho đến khi có mùi thơm.

Thêm cải xoăn, ớt bột, muối và hạt tiêu đen đã để riêng vào và đun nhỏ lửa thêm vài phút hoặc cho đến khi nóng hết.

Trang trí với hạt mè rang nhẹ và dùng ngay. Không có gì!

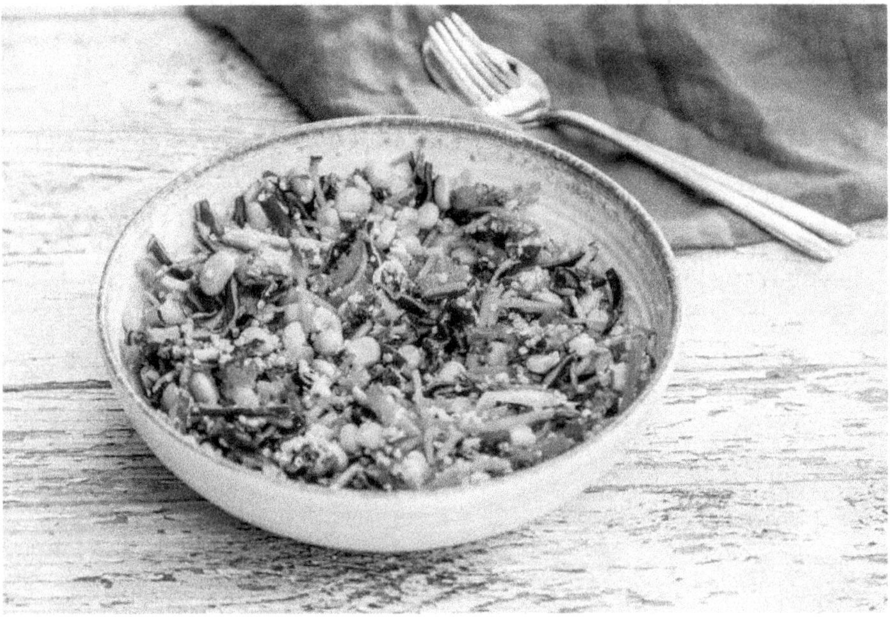

rau nướng mùa đông

(Sẵn sàng trong khoảng 45 phút | Phục vụ 4)

Mỗi khẩu phần: Calo: 255; Mỡ trăn: 14g; Tinh bột: 31g; Chất đạm: 3g

Nguyên liệu thô

1/2 pound cà rốt, cắt thành miếng 1 inch

Củ cải vàng 1/2 pound, cắt thành miếng 1 inch

Cần tây 1/2 pound, cắt thành miếng 1 inch

1/2 pound khoai lang, cắt thành miếng 1 inch

1 củ hành tây lớn, cắt thành nêm

1/4 chén dầu ô liu

1 muỗng cà phê mảnh ớt đỏ

1 muỗng cà phê húng quế khô

1 muỗng cà phê oregano khô

1 muỗng cà phê cỏ xạ hương khô

Muối biển và hạt tiêu đen mới xay

Hướng dẫn

Bắt đầu bằng cách làm nóng lò trước ở nhiệt độ 420 độ F.

Quăng rau với dầu ô liu và gia vị. Xếp chúng lên khay nướng có lót giấy nướng.

Nướng trong khoảng 25 phút. Khuấy rau và tiếp tục nấu thêm 20 phút nữa.

Không có gì!

Tagine truyền thống của Ma-rốc

(Sẵn sàng trong khoảng 30 phút | Phục vụ 4)

Mỗi khẩu phần: Calo: 258; Chất béo: 12,2g; Tinh bột: 31g; Chất đạm: 8,1g

Nguyên liệu thô

3 muỗng canh dầu ô liu

1 củ hẹ lớn, xắt nhỏ

1 muỗng cà phê gừng, gọt vỏ và thái nhỏ

4 tép tỏi, băm nhỏ

2 củ cà rốt vừa, tỉa và thái nhỏ

2 củ cải vừa, tỉa và xắt nhỏ

2 củ khoai lang vừa, gọt vỏ và thái hạt lựu

Muối biển và tiêu đen xay, để nếm

1 muỗng cà phê nước sốt nóng

1 muỗng cà phê cỏ cà ri

1/2 muỗng cà phê nghệ tây

1/2 muỗng cà phê thì là

2 quả cà chua lớn, xay nhuyễn

4 chén nước luộc rau

1 quả chanh, cắt thành nêm

Hướng dẫn

Đun nóng dầu ô liu trên lửa vừa trong lò kiểu Hà Lan. Khi nóng, chiên hẹ trong 4 đến 5 phút, cho đến khi mềm.

Sau đó xào gừng và tỏi trong khoảng 40 giây hoặc cho đến khi dậy mùi thơm.

Thêm phần còn lại, trừ chanh, và đun sôi. Đun sôi ngay lập tức.

Đun nhỏ lửa trong khoảng 25 phút hoặc cho đến khi rau mềm. Phục vụ với chanh tươi và thưởng thức!

Cải thìa xào

(Sẵn sàng trong khoảng 10 phút | Phục vụ 3)

Mỗi khẩu phần: Calo: 228; Chất béo: 20,7g; Carbohydrat: 9,2g; Chất đạm: 4,4g

Nguyên liệu thô

3 muỗng canh dầu mè

1 pound bắp cải Trung Quốc, thái lát

1/2 muỗng cà phê bột ngũ vị Trung Quốc

muối Kosher, để hương vị

1/2 muỗng cà phê tiêu Tứ Xuyên

2 muỗng canh nước tương

3 muỗng canh hạt vừng, nướng nhẹ

Hướng dẫn

Đun nóng dầu mè trong chảo cho đến khi sôi. Xào bắp cải trong khoảng 5 phút.

Khuấy gia vị và nước tương và tiếp tục nấu, khuấy thường xuyên, trong khoảng 5 phút nữa, cho đến khi bắp cải giòn, mềm và thơm.

Rắc hạt vừng và phục vụ ngay lập tức.

Súp lơ chiên vừng

(Sẵn sàng trong khoảng 15 phút | Phục vụ 4)

Mỗi khẩu phần: Calo: 217; Mỡ trăn: 17g; Carbohydrat: 13,2g; Chất đạm: 7,1g

Nguyên liệu thô

1 chén nước luộc rau

1 ½ pound hoa súp lơ

4 muỗng canh dầu ô liu

2 nhánh hành tím, xắt nhỏ

4 tép tỏi, băm nhỏ

Muối biển và hạt tiêu đen mới xay, để nếm thử

2 muỗng canh hạt vừng, nướng nhẹ

Hướng dẫn

Đun sôi nước luộc rau trong nồi lớn; Sau đó thêm súp lơ và nấu trong khoảng 6 phút hoặc cho đến khi chín mềm; quỹ dự phòng.

Sau đó, đun nóng dầu ô liu cho đến khi nóng; bây giờ xào hành tây và tỏi trong khoảng 1 phút hoặc cho đến khi mềm và thơm.

Thêm súp lơ đã để riêng vào, tiếp theo là muối và hạt tiêu đen; tiếp tục đun nhỏ lửa trong khoảng 5 phút hoặc cho đến khi đun nóng qua

Trang trí với hạt vừng nướng và phục vụ ngay lập tức. Không có gì!

Cà rốt nghiền ngọt

(Sẵn sàng trong khoảng 25 phút | Phục vụ 4)

Mỗi khẩu phần: Calo: 270; Chất béo: 14,8g; Cacbohydrat: 29,2g; Chất đạm: 4,5g

Nguyên liệu thô

1 ½ pound cà rốt, tỉa

3 muỗng canh bơ thuần chay

1 chén hành tây, thái lát

1 muỗng canh xi-rô phong

1/2 muỗng cà phê bột tỏi

1/2 muỗng cà phê tiêu xay

Muối biển, để hương vị

1/2 chén nước tương

2 muỗng canh rau mùi tươi, xắt nhỏ

Hướng dẫn

Hấp cà rốt trong khoảng 15 phút cho đến khi thật mềm; thoát nước tốt.

Đun chảy bơ trong chảo cho đến khi vụn. Bây giờ hãy tăng nhiệt để duy trì độ sôi đều.

Bây giờ chiên hành tây cho đến khi nó mềm. Thêm xi-rô cây thích, bột tỏi, tiêu xay, muối và nước tương và nấu trong khoảng 10 phút hoặc cho đến khi có màu caramel.

Thêm hành tây caramen vào bộ xử lý thực phẩm của bạn; thêm cà rốt và xay nhuyễn các nguyên liệu cho đến khi mọi thứ được kết hợp tốt.

Phục vụ trang trí với rau mùi tươi. Thưởng thức!

Củ cải xanh chiên

(Sẵn sàng trong khoảng 15 phút | Phục vụ 4)

Mỗi khẩu phần: Calo: 140; Chất béo: 8,8g; chất đường bột: 13g; Chất đạm: 4,4g

Nguyên liệu thô

2 muỗng canh dầu ô liu

1 củ hành tây, thái lát

2 tép tỏi, thái lát

1 ½ pound củ cải làm sạch và thái nhỏ

1/4 chén nước dùng rau củ

1/4 chén rượu trắng khô

1/2 muỗng cà phê oregano khô

1 muỗng cà phê mảnh mùi tây khô

Muối Kosher và hạt tiêu đen xay, để nếm thử

Hướng dẫn

Đun nóng dầu ô liu trên lửa khá cao trong chảo.

Bây giờ xào hành tây trong 3 đến 4 phút hoặc cho đến khi mềm và trong. Thêm tỏi và tiếp tục nấu thêm 30 giây nữa hoặc cho đến khi có mùi thơm.

Cho củ cải đường, nước dùng, rượu vang, lá oregano và rau mùi tây vào khuấy đều; tiếp tục rang thêm 6 phút hoặc cho đến khi héo hoàn toàn.

Nêm muối và hạt tiêu đen cho vừa ăn và dùng nóng. Không có gì!

Khoai tây nghiền vàng Yukon

(Sẵn sàng trong khoảng 25 phút | Phục vụ 5)

Mỗi khẩu phần: Calo: 221; Chất béo: 7,9g; Cacbohydrat: 34,1g; Chất đạm: 4,7g

Nguyên liệu thô

2 pound khoai tây vàng Yukon, gọt vỏ và thái hạt lựu

1 tép tỏi, ép

Muối biển và hạt tiêu đỏ, để hương vị

3 muỗng canh bơ thuần chay

1/2 cốc sữa đậu nành

2 muỗng canh hành tây, thái lát

Hướng dẫn

Đậy khoai tây bằng một hoặc hai inch nước lạnh. Nấu khoai tây trong nước sôi nhẹ trong khoảng 20 phút.

Sau đó nghiền khoai tây cùng với tỏi, muối, ớt đỏ, bơ và sữa theo mức độ bạn muốn.

Phục vụ trang trí với hành tươi. Không có gì!

Chard Thụy Sĩ nướng thơm

(Sẵn sàng trong khoảng 15 phút | Phục vụ 4)

Mỗi khẩu phần: Calo: 124; Chất béo: 6,7g; Carbohydrat: 11,1g; Chất đạm: 5g

Nguyên liệu thô

2 muỗng canh bơ thuần chay

1 củ hành tây, xắt nhỏ

2 tép tỏi, thái lát

Muối biển và hạt tiêu đen xay, theo mùa

1 ½ pound củ cải Thụy Sĩ, cắt nhỏ, loại bỏ thân cứng

1 chén nước luộc rau

1 lá nguyệt quế

1 nhánh cỏ xạ hương

2 nhánh hương thảo

1/2 muỗng cà phê hạt mù tạt

1 muỗng cà phê hạt cần tây

Hướng dẫn

Đun chảy bơ thuần chay trong chảo trên lửa vừa và cao.

Sau đó xào hành tây trong khoảng 3 phút hoặc cho đến khi mềm và trong mờ; xào tỏi trong khoảng 1 phút cho đến khi thơm.

Thêm phần còn lại của các thành phần và đun sôi; đun nhỏ lửa trong khoảng 10 phút hoặc cho đến khi mọi thứ chín hẳn. Không có gì!

ớt nướng cổ điển

(Sẵn sàng trong khoảng 15 phút | Phục vụ 2)

Mỗi khẩu phần: Calo: 154; Chất béo: 13,7g; Carbohydrat: 2,9g; Chất đạm: 0,5g

Nguyên liệu thô

3 muỗng canh dầu ô liu

4 quả ớt, bỏ hạt và cắt thành dải

2 tép tỏi, băm nhỏ

Muối và hạt tiêu đen mới xay, để nếm

1 muỗng cà phê ớt cayenne

4 muỗng canh rượu trắng khô

2 muỗng canh rau mùi tươi, đại khái xắt nhỏ

Hướng dẫn

Đun nóng dầu trong nồi trên lửa vừa cao.

Sau khi nóng, rang ớt trong khoảng 4 phút hoặc cho đến khi mềm và thơm. Sau đó phi tỏi trong khoảng 1 phút cho thơm.

Thêm muối, hạt tiêu đen và ớt cayenne; tiếp tục xào, thêm rượu, khoảng 6 phút nữa cho đến khi chín mềm.

Nếm và điều chỉnh gia vị. Lên trên với rau mùi tươi và phục vụ. Không có gì!

rau củ nghiền

(Sẵn sàng trong khoảng 25 phút | Phục vụ 5)

Mỗi khẩu phần: Calo: 207; Chất béo: 9,5g; Cacbohydrat: 29,1g; Chất đạm: 3g

Nguyên liệu thô

1 pound khoai tây, gọt vỏ và cắt thành khối

1/2 pound củ cải vàng, tỉa và thái hạt lựu

1/2 pound cà rốt, tỉa và thái hạt lựu

4 muỗng canh bơ thuần chay

1 muỗng cà phê oregano khô

1/2 muỗng cà phê thì là khô

1/2 muỗng cà phê kinh giới khô

1 muỗng cà phê húng quế khô

Hướng dẫn

Đậy rau bằng nước 1 inch. Đun sôi và nấu trong khoảng 25 phút cho đến khi chúng mềm; làm khô hạn

Xay nhuyễn rau củ với các nguyên liệu còn lại, thêm chất lỏng nấu ăn nếu cần.

Phục vụ nóng và thưởng thức!

. bí đỏ nướng

(Sẵn sàng trong khoảng 25 phút | Phục vụ 4)

Mỗi khẩu phần: Calo: 247; Chất béo: 16,5g; Cacbohydrat: 23,8g; Chất đạm: 4,3g

Nguyên liệu thô

4 muỗng canh dầu ô liu

1/2 muỗng cà phê thì là

1/2 muỗng cà phê tiêu xay

1 ½ pound bí bơ, gọt vỏ, bỏ hạt và thái hạt lựu

1/4 chén rượu trắng khô

2 muỗng canh nước tương đen

1 muỗng cà phê hạt mù tạt

1 muỗng cà phê ớt bột

Muối biển và tiêu đen xay, để nếm

Hướng dẫn

Bắt đầu bằng cách làm nóng lò nướng của bạn ở nhiệt độ 420 độ F. Quăng bí với các nguyên liệu còn lại.

Nướng kem trong khoảng 25 phút hoặc cho đến khi chúng mềm và có màu caramel.

Phục vụ nóng và thưởng thức!

nấm kim châm chiên

(Sẵn sàng trong khoảng 10 phút | Phục vụ 4)

Mỗi khẩu phần: Calo: 197; Chất béo: 15,5g; Carbohydrat: 8,8g; Chất đạm: 7,3g

Nguyên liệu thô

4 muỗng canh dầu ô liu

4 muỗng canh hẹ, xắt nhỏ

2 tép tỏi, băm nhỏ

1 ½ pound nấm cremini, thái lát

1/4 chén rượu trắng khô

Muối biển và tiêu đen xay, để nếm

Hướng dẫn

Đun nóng dầu ô liu trên lửa khá cao trong chảo.

Bây giờ chiên hẹ trong 3 đến 4 phút hoặc cho đến khi mềm và trong. Thêm tỏi và tiếp tục nấu thêm 30 giây nữa hoặc cho đến khi có mùi thơm.

Khuấy nấm Cremini, rượu, muối và hạt tiêu đen; tiếp tục xào thêm 6 phút nữa, cho đến khi nấm của bạn có màu nâu nhạt.

Không có gì!

Măng tây rang với hạt mè

(Sẵn sàng trong khoảng 25 phút | Phục vụ 4)

Mỗi khẩu phần: Calo: 215; Chất béo: 19,1g; Carbohydrat: 8,8g; Chất đạm: 5,6g

Nguyên liệu thô

1 ½ pound măng tây, cắt tỉa

4 muỗng canh dầu ô liu nguyên chất

Muối biển và tiêu đen xay, để nếm

1/2 muỗng cà phê oregano khô

1/2 muỗng cà phê húng quế khô

1 muỗng cà phê hạt tiêu đỏ, nghiền nát

4 muỗng canh hạt mè

2 muỗng canh hẹ tươi, xắt nhỏ

Hướng dẫn

Bắt đầu bằng cách làm nóng lò nướng ở nhiệt độ 400 độ F. Sau đó lót một tấm nướng bằng giấy da.

Quăng măng tây với dầu ô liu, muối, hạt tiêu đen, lá oregano, húng quế và ớt đỏ. Bây giờ sắp xếp măng tây của bạn thành một lớp trên khay nướng đã chuẩn bị.

Nướng măng tây của bạn trong khoảng 20 phút.

Rắc hạt vừng lên trên măng tây của bạn và tiếp tục nướng thêm 5 phút nữa hoặc cho đến khi ngọn măng tây mềm giòn và hạt vừng được nướng nhẹ.

Trang trí với hẹ tươi và dùng nóng. Không có gì!

Chảo cà tím kiểu Hy Lạp

(Sẵn sàng trong khoảng 15 phút | Phục vụ 4)

Mỗi khẩu phần: Calo: 195; Chất béo: 16,1g; Carbohydrat: 13,4g; Chất đạm: 2,4g

Nguyên liệu thô

4 muỗng canh dầu ô liu

1 ½ pound cà tím, bóc vỏ và thái lát

1 muỗng cà phê tỏi, băm nhỏ

1 quả cà chua, nghiền nát

Muối biển và tiêu đen xay, để nếm

1 muỗng cà phê ớt cayenne

1/2 muỗng cà phê oregano khô

1/4 muỗng cà phê lá nguyệt quế

2 ounce ô liu Kalamata, đọ sức và thái lát

Hướng dẫn

Đun nóng dầu trong chảo trên ngọn lửa vừa cao.

Sau đó chiên cà tím trong khoảng 9 phút hoặc cho đến khi cà tím hơi mềm.

Thêm phần nước dùng còn lại, đậy nắp và tiếp tục nấu thêm 2 đến 3 phút nữa hoặc cho đến khi chín hẳn. Phục vụ nóng.

Cơm súp lơ Keto

(Sẵn sàng trong khoảng 10 phút | Phục vụ 5)

Mỗi khẩu phần: Calo: 135; Chất béo: 11,5g; Carbohydrat: 7,2g; Chất đạm: 2,4g

Nguyên liệu thô

2 đầu súp lơ vừa, bỏ cuống và lá

4 muỗng canh dầu ô liu nguyên chất

4 tép tỏi, ép

1/2 muỗng cà phê ớt đỏ, nghiền nát

Muối biển và tiêu đen xay, để nếm

1/4 chén rau mùi tây phẳng, xắt nhỏ

Hướng dẫn

Xay súp lơ trong máy xay thực phẩm có gắn lưỡi dao S cho đến khi nó được chia thành 'cơm'.

Đun nóng dầu ô liu trong chảo trên lửa vừa cao. Khi nóng, nấu tỏi cho đến khi có mùi thơm, hoặc khoảng 1 phút.

Thêm cơm súp lơ, ớt đỏ, muối và hạt tiêu đen và tiếp tục nấu thêm 7 đến 8 phút nữa.

Hương vị, điều chỉnh gia vị và trang trí với mùi tây tươi. Không có gì!

Cải xoăn dễ dàng

(Sẵn sàng trong khoảng 10 phút | Phục vụ 4)

Mỗi khẩu phần: Calo: 217; Chất béo: 15,4g; Carbohydrat: 16,1g; Chất đạm: 8,6g

Nguyên liệu thô

4 muỗng canh dầu ô liu

4 tép tỏi, băm nhỏ

1 ½ pound cải xoăn tươi, loại bỏ thân cứng và xương sườn, cắt nhỏ

1 chén nước luộc rau

1/2 muỗng cà phê hạt thì là

1/2 muỗng cà phê oregano khô

1/2 muỗng cà phê ớt bột

1 muỗng cà phê bột hành

Muối biển và tiêu đen xay, để nếm

Hướng dẫn

Đun nóng dầu ô liu trong nồi trên lửa vừa phải. Bây giờ xào tỏi trong khoảng 1 phút hoặc cho đến khi có mùi thơm.

Thêm cải xoăn theo từng đợt, thêm dần nước dùng rau củ; khuấy đều để nấu chín đều.

Đun sôi, thêm gia vị và đun nhỏ lửa trong 5 đến 6 phút cho đến khi lá cải xoăn héo.

Phục vụ nóng và thưởng thức!

Atisô tim chiên dầu ô liu

(Sẵn sàng trong khoảng 35 phút | Phục vụ 4)

Mỗi khẩu phần: Calo: 278; Chất béo: 18,2g; Tinh bột: 27g; Chất đạm: 7,8g

Nguyên liệu thô

1 ½ cốc nước

2 quả chanh, mới vắt

2 pound atisô, đã cắt tỉa, loại bỏ lá và thân cứng bên ngoài

1 nắm mùi tây Ý tươi

2 nhánh cỏ xạ hương

2 nhánh hương thảo

2 lá nguyệt quế

2 tép tỏi, băm nhỏ

1/3 chén dầu ô liu

Muối biển và tiêu đen xay, để nếm

1/2 muỗng cà phê mảnh ớt đỏ

Hướng dẫn

Đổ đầy một bát nước và thêm nước cốt chanh. Đặt atisô đã làm sạch vào bát, giữ cho chúng ngập hoàn toàn.

Trộn đều các loại thảo mộc và tỏi trong một bát nhỏ khác. Chà atisô của bạn với hỗn hợp thảo mộc.

Đổ nước cốt chanh và dầu ô liu vào nồi; thêm atisô vào nồi. Đun sôi và tiếp tục nấu, đậy nắp, trong khoảng 30 phút cho đến khi atisô giòn.

Để phục vụ, rưới atisô với nước ép nấu ăn, sau đó nêm muối, hạt tiêu đen và hạt tiêu đỏ. Không có gì!

Cà rốt rang hương thảo và tỏi

(Sẵn sàng trong khoảng 25 phút | Phục vụ 4)

Mỗi khẩu phần: Calo: 228; Chất béo: 14,2g; Cacbohydrat: 23,8g; Chất đạm: 2,8g

Nguyên liệu thô

2 pound cà rốt, tỉa và giảm một nửa theo chiều dọc

4 muỗng canh dầu ô liu

2 muỗng canh giấm rượu sâm banh

4 tép tỏi, băm nhỏ

2 nhánh hương thảo, xắt nhỏ

Muối biển và tiêu đen xay, để nếm

4 muỗng canh hạt thông, xắt nhỏ

Hướng dẫn

Bắt đầu bằng cách làm nóng lò trước ở nhiệt độ 400 độ F.

Xào cà rốt với dầu ô liu, giấm, tỏi, hương thảo, muối và hạt tiêu đen. Xếp chúng thành một lớp trên khay nướng có lót giấy nướng.

Nướng cà rốt trong lò đã làm nóng trước khoảng 20 phút, cho đến khi mềm.

Trang trí cà rốt với hạt thông và phục vụ ngay lập tức. Không có gì!

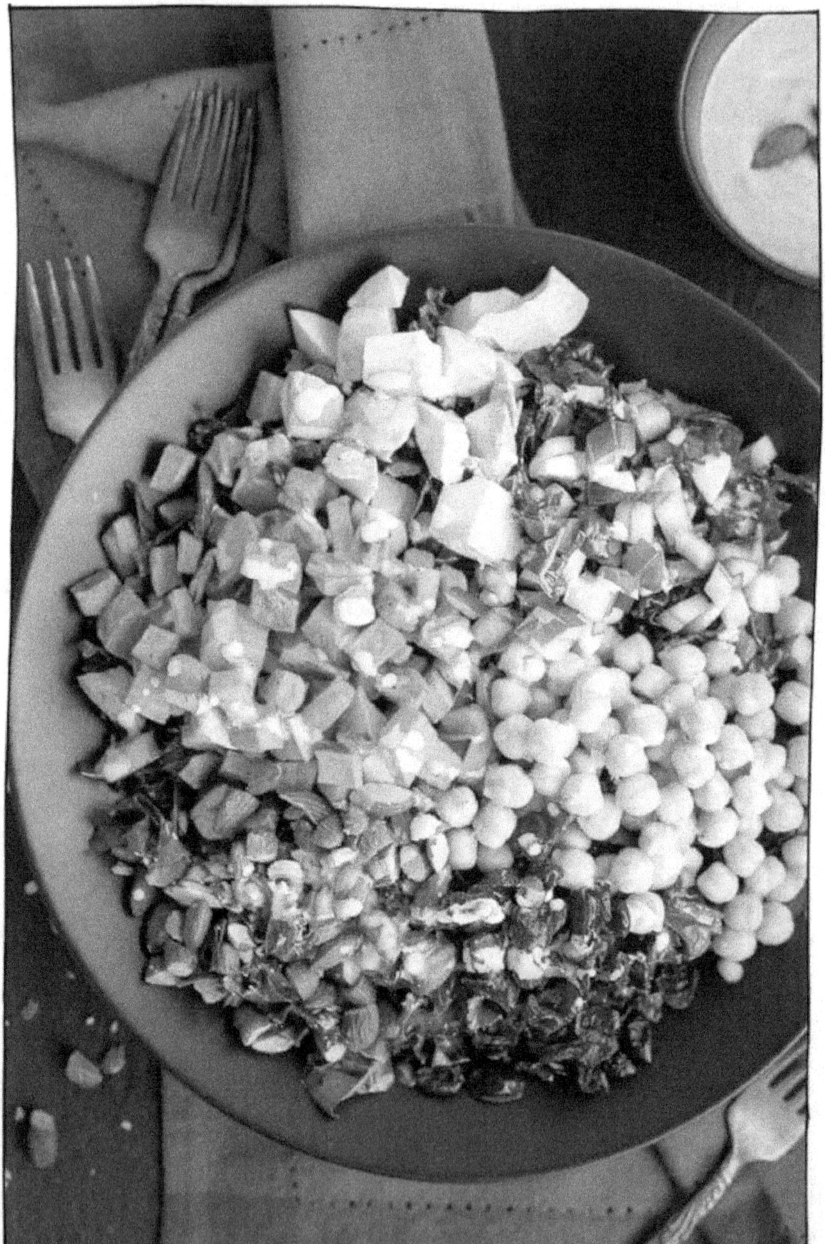

Đậu xanh phong cách Địa Trung Hải

(Sẵn sàng trong khoảng 20 phút | Phục vụ 4)

Mỗi khẩu phần: Calo: 159; Chất béo: 8,8g; Carbohydrat: 18,8g; Chất đạm: 4,8g

Nguyên liệu thô

2 muỗng canh dầu ô liu

1 quả ớt đỏ, bỏ hạt và thái hạt lựu

1 ½ pound đậu xanh

4 tép tỏi, băm nhỏ

1/2 muỗng cà phê hạt mù tạt

1/2 muỗng cà phê hạt thì là

1 muỗng cà phê thì là khô

2 quả cà chua, xay nhuyễn

1 chén kem súp cần tây

1 muỗng cà phê hỗn hợp thảo mộc Ý

1 muỗng cà phê ớt cayenne

Muối và hạt tiêu đen mới xay

Hướng dẫn

Đun nóng dầu ô liu trong chảo trên lửa vừa. Sau khi nóng, xào ớt và đậu xanh trong khoảng 5 phút, khuấy thường xuyên để nấu chín đều.

Thêm tỏi, hạt mù tạt, hạt thì là và thì là và tiếp tục xào thêm 1 phút hoặc cho đến khi có mùi thơm.

Thêm cà chua xay nhuyễn, súp cần tây, hỗn hợp thảo mộc Ý, ớt cayenne, muối và tiêu đen. Tiếp tục đun nhỏ lửa, đậy nắp trong khoảng 9 phút hoặc cho đến khi đậu xanh mềm.

Nêm nếm gia vị vừa ăn, dùng nóng. Không có gì!

Rau vườn nướng

(Sẵn sàng trong khoảng 45 phút | Phục vụ 4)

Mỗi khẩu phần: Calo: 311; Chất béo: 14,1g; Carbohydrat: 45,2g; Chất đạm: 3,9g

Nguyên liệu thô

1 pound bí butternut, gọt vỏ và cắt thành miếng 1 inch

4 củ khoai lang, gọt vỏ và cắt thành miếng 1 inch

1/2 chén cà rốt, gọt vỏ và cắt thành miếng 1 inch

2 củ hành vừa, cắt thành miếng

4 muỗng canh dầu ô liu

1 muỗng cà phê tỏi băm nhỏ

1 muỗng cà phê ớt bột

1 muỗng cà phê hương thảo khô

1 muỗng cà phê hạt mù tạt

Muối Kosher và hạt tiêu đen mới xay, để nếm thử

Hướng dẫn

Bắt đầu bằng cách làm nóng lò trước ở nhiệt độ 420 độ F.

Quăng rau với dầu ô liu và gia vị. Xếp chúng lên khay nướng có lót giấy nướng.

Nướng trong khoảng 25 phút. Khuấy rau và tiếp tục nấu thêm 20 phút nữa.

Không có gì!

. Kohlrabi rang dễ dàng

(Sẵn sàng trong khoảng 30 phút | Phục vụ 4)

Mỗi khẩu phần: Calo: 177; Mỡ trăn: 14g; Carbohydrat: 10,5g; Chất đạm: 4,5g

Nguyên liệu thô

1 pound củ su hào, gọt vỏ và thái lát

4 muỗng canh dầu ô liu

1/2 muỗng cà phê hạt mù tạt

1 muỗng cà phê hạt cần tây

1 muỗng cà phê kinh giới khô

1 muỗng cà phê tỏi băm, băm nhỏ

Muối biển và tiêu đen xay, để nếm

2 muỗng canh men dinh dưỡng

Hướng dẫn

Bắt đầu bằng cách làm nóng lò trước ở nhiệt độ 450 độ F.

Quăng su hào với dầu ô liu và gia vị cho đến khi được phủ đều. Xếp su hào thành một lớp trên khay nướng có lót giấy nướng.

Nướng su hào trong lò đã làm nóng trước khoảng 15 phút; khuấy chúng vào và tiếp tục nấu thêm 15 phút nữa.

Rắc men dinh dưỡng lên bắp cải còn ấm và dùng ngay. Không có gì!

Súp lơ sốt tahini

(Sẵn sàng trong khoảng 10 phút | Phục vụ 4)

Mỗi khẩu phần: Calo: 217; Mỡ trăn: 13g; Carbohydrat: 20,3g; Chất đạm: 8,7g

Nguyên liệu thô

1 ly nước

2 pound hoa súp lơ

Muối biển và tiêu đen xay, để nếm

3 muỗng canh nước tương

5 muỗng canh tahini

2 tép tỏi, băm nhỏ

2 thìa nước cốt chanh

Hướng dẫn

Trong một cái nồi lớn, đun sôi nước; Sau đó thêm súp lơ và nấu trong khoảng 6 phút hoặc cho đến khi chín mềm; để ráo nước, nêm muối tiêu và để riêng.

Trộn đều nước tương, tahini, tỏi và nước cốt chanh trong một bát trộn. Đổ nước sốt lên miếng súp lơ và phục vụ.

Không có gì!

Súp lơ xay nhuyễn các loại thảo mộc

(Sẵn sàng trong khoảng 25 phút | Phục vụ 4)

Mỗi khẩu phần: Calo: 167; Mỡ trăn: 13g; Carbohydrat: 11,3g; Chất đạm: 4,4g

Nguyên liệu thô

1 ½ pound hoa súp lơ

4 muỗng canh bơ thuần chay

4 tép tỏi, thái lát

Muối biển và tiêu đen xay, để nếm

1/4 cốc sữa yến mạch nguyên chất, không đường

2 muỗng canh mùi tây tươi, đại khái xắt nhỏ

Hướng dẫn

Để các miếng súp lơ hấp trong khoảng 20 phút; đặt nó sang một bên để làm mát.

Đun chảy bơ thuần chay trong nồi ở nhiệt độ cao vừa phải; Bây giờ hãy xào tỏi trong khoảng 1 phút hoặc cho đến khi có mùi thơm.

Thêm các mảnh súp lơ vào bộ xử lý thực phẩm, tiếp theo là tỏi nướng, muối, hạt tiêu đen và sữa yến mạch. Nghiền cho đến khi mọi thứ được kết hợp tốt.

Trang trí với lá mùi tây tươi và dùng nóng. Không có gì!

Chảo nấm tỏi

(Sẵn sàng trong khoảng 10 phút | Phục vụ 4)

Mỗi khẩu phần: Calo: 207; Chất béo: 15,2g; Carbohydrat: 12,7g; Chất đạm: 9,1g

Nguyên liệu thô

4 muỗng canh bơ thuần chay

1 ½ pound nấm sò giảm một nửa

3 tép tỏi, băm nhỏ

1 muỗng cà phê oregano khô

1 muỗng cà phê hương thảo khô

1 muỗng cà phê mảnh mùi tây khô

1 muỗng cà phê kinh giới khô

1/2 chén rượu trắng khô

Muối Kosher và hạt tiêu đen xay, để nếm thử

Hướng dẫn

Đun nóng dầu ô liu trên lửa khá cao trong chảo.

Bây giờ chiên nấm trong 3 phút hoặc cho đến khi chúng tiết ra chất lỏng. Thêm tỏi và tiếp tục nấu thêm 30 giây nữa hoặc cho đến khi có mùi thơm.

Khuấy gia vị và tiếp tục chiên thêm 6 phút nữa, cho đến khi nấm của bạn có màu nâu nhạt.

Không có gì!

Măng tây áp chảo

(Sẵn sàng trong khoảng 10 phút | Phục vụ 4)

Mỗi khẩu phần: Calo: 142; Chất béo: 11,8g; Carbohydrat: 7,7g; Chất đạm: 5,1g

Nguyên liệu thô

4 muỗng canh bơ thuần chay

1 ½ pound ngọn măng tây, cắt tỉa

1/2 muỗng cà phê hạt thì là, xay

1/4 thìa cà phê lá nguyệt quế, xay

Muối biển và tiêu đen xay, để nếm

1 muỗng cà phê nước cốt chanh tươi

Hướng dẫn

Đun chảy bơ thuần chay trong chảo trên lửa vừa và cao.

Xào măng tây trong khoảng 3 đến 4 phút, thỉnh thoảng đảo đều để măng chín đều.

Thêm hạt thì là, lá nguyệt quế, muối và hạt tiêu đen và tiếp tục nấu măng tây thêm 2 phút nữa cho đến khi giòn.

Rưới nước cốt chanh lên măng tây và dùng nóng. Không có gì!

Cà rốt kem gừng

(Sẵn sàng trong khoảng 25 phút | Phục vụ 4)

Mỗi khẩu phần: Calo: 187; Chất béo: 8,4g; Carbohydrat: 27,1g; Chất đạm: 3,4g

Nguyên liệu thô

2 pound cà rốt, cắt thành hình tròn

2 muỗng canh dầu ô liu

1 muỗng cà phê thì là

Muối và hạt tiêu đen xay, để nếm

1/2 muỗng cà phê ớt cayenne

1/2 muỗng cà phê gừng, gọt vỏ và thái nhỏ

1/2 cốc sữa nguyên chất

Hướng dẫn

Bắt đầu bằng cách làm nóng lò trước ở nhiệt độ 400 độ F.

Quăng cà rốt với dầu ô liu, thì là, muối, hạt tiêu đen và ớt cayenne. Xếp chúng thành một lớp trên khay nướng có lót giấy nướng.

Nướng cà rốt trong lò đã làm nóng trước khoảng 20 phút cho đến khi cà rốt giòn.

Cho cà rốt, gừng và sữa đã rang vào máy xay thực phẩm; nghiền các thành phần cho đến khi mọi thứ được trộn đều.

Không có gì!

Atisô nướng kiểu Địa Trung Hải

(Sẵn sàng trong khoảng 50 phút | Phục vụ 4)

Mỗi khẩu phần: Calo: 218; Mỡ trăn: 13g; Carbohydrat: 21,4g; Chất đạm: 5,8g

Nguyên liệu thô

4 bông atisô, cắt bỏ lá cứng bên ngoài và cuống, cắt đôi

2 quả chanh, mới vắt

4 muỗng canh dầu ô liu nguyên chất

4 tép tỏi, băm nhỏ

1 muỗng cà phê hương thảo tươi

1 muỗng cà phê húng quế tươi

1 muỗng cà phê mùi tây tươi

1 muỗng cà phê oregano tươi

Muối biển mịn và tiêu đen xay, để nếm

1 muỗng cà phê mảnh ớt đỏ

1 muỗng cà phê ớt bột

Hướng dẫn

Bắt đầu bằng cách làm nóng lò nướng của bạn ở nhiệt độ 395 độ F. Xoa nước cốt chanh lên khắp bề mặt bông atisô của bạn.

Trộn đều tỏi với các loại thảo mộc và gia vị trong một bát trộn nhỏ

Đặt nửa bông atisô vào khay nướng có lót giấy nướng, cắt mặt úp lên trên. Chải đều atisô với dầu ô liu. Nhồi hỗn hợp tỏi/thảo mộc vào các lỗ.

Nướng trong khoảng 20 phút. Bây giờ, bọc chúng bằng giấy nhôm và nướng thêm 30 phút nữa. Phục vụ ấm áp và thưởng thức!

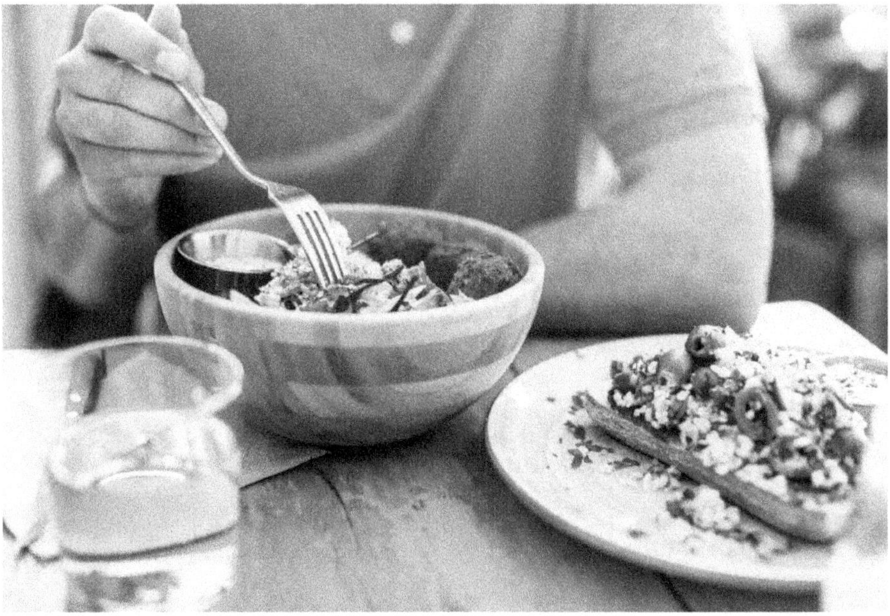

Cải xoăn xào kiểu Thái

(Sẵn sàng trong khoảng 10 phút | Phục vụ 4)

Mỗi khẩu phần: Calo: 165; Chất béo: 9,3g; Chất bột đường: 16,5g; Chất đạm: 8,3g

Nguyên liệu thô

1 ly nước

1 ½ pound cải xoăn, loại bỏ thân cứng và xương sườn, cắt nhỏ

2 muỗng canh dầu mè

1 muỗng cà phê tỏi tươi, ép

1 muỗng cà phê gừng, gọt vỏ và thái nhỏ

1 ớt Thái, xắt nhỏ

1/2 muỗng cà phê bột nghệ

1/2 chén nước cốt dừa

Muối Kosher và hạt tiêu đen xay, để nếm thử

Hướng dẫn

Trong một nồi lớn, đun sôi nước nhanh chóng. Thêm cải xoăn và nấu cho đến khi trong mờ, khoảng 3 phút. Để ráo nước, rửa sạch và vắt khô.

Lau khô nồi bằng khăn giấy và đun nóng dầu mè trên lửa nhỏ. Khi nóng, nấu tỏi, gừng và ớt trong khoảng 1 phút hoặc lâu hơn, cho đến khi có mùi thơm.

Thêm bắp cải và bột nghệ và tiếp tục nấu thêm 1 phút hoặc cho đến khi nóng đều.

Dần dần đổ nước cốt dừa, muối và hạt tiêu đen vào; tiếp tục đun nhỏ lửa cho đến khi chất lỏng đặc lại. Nêm nếm gia vị vừa ăn, dùng nóng. Không có gì!

Bột su hào mượt

(Sẵn sàng trong khoảng 30 phút | Phục vụ 4)

Mỗi khẩu phần: Calo: 175; Chất béo: 12,8g; Carbohydrat: 12,5g; Chất đạm: 4,1g

Nguyên liệu thô

1 ½ pound su hào, gọt vỏ và cắt thành khối

4 muỗng canh bơ thuần chay

Muối biển và hạt tiêu đen mới xay, để nếm thử

1/2 muỗng cà phê hạt thì là

1/2 muỗng cà phê hạt rau mùi

1/2 cốc sữa đậu nành

1 muỗng cà phê thì là tươi

1 muỗng cà phê mùi tây tươi

Hướng dẫn

Nấu su hào trong nước muối sôi cho đến khi mềm, khoảng 30 phút; làm khô hạn

Su hào nghiền với bơ thuần chay, muối, hạt tiêu đen, hạt thì là và hạt rau mùi.

Nghiền nhuyễn các nguyên liệu bằng máy trộn và thêm dần sữa. Lên trên với thì là và rau mùi tây tươi. Không có gì!

Sốt kem rau bó xôi

(Sẵn sàng trong khoảng 15 phút | Phục vụ 4)

Mỗi khẩu phần: Calo: 146; Chất béo: 7,8g; Carbohydrat: 15,1g; Chất đạm: 8,3g

Nguyên liệu thô

2 muỗng canh bơ thuần chay

1 củ hành tây, xắt nhỏ

1 muỗng cà phê tỏi, băm nhỏ

1 ½ chén nước luộc rau

2 pound rau bina, xắt nhỏ

Muối biển và tiêu đen xay, để nếm

1/4 muỗng cà phê thì là khô

1/4 muỗng cà phê hạt mù tạt

1/2 muỗng cà phê hạt cần tây

1 muỗng cà phê ớt cayenne

1/2 cốc sữa yến mạch

Hướng dẫn

Đun chảy bơ thuần chay trong chảo trên lửa vừa và cao.

Sau đó, xào hành tây trong khoảng 3 phút hoặc cho đến khi hành tây mềm và trong. Sau đó phi tỏi trong khoảng 1 phút cho thơm.

Thêm kho và rau bina và đun sôi.

Biến nhiệt để đun sôi. Thêm gia vị và tiếp tục nấu trong 5 phút nữa.

Thêm sữa và tiếp tục nấu thêm 5 phút nữa. Không có gì!

su hào rang thơm

(Sẵn sàng trong khoảng 10 phút | Phục vụ 4)

Mỗi khẩu phần: Calo: 137; Chất béo: 10,3g; Carbohydrat: 10,7g; Chất đạm: 2,9g

Nguyên liệu thô

3 muỗng canh dầu mè

1 ½ pound su hào, gọt vỏ và thái hạt lựu

1 muỗng cà phê tỏi, băm nhỏ

1/2 muỗng cà phê húng quế khô

1/2 muỗng cà phê oregano khô

Muối biển và tiêu đen xay, để nếm

Hướng dẫn

Đun nóng dầu mè trong chảo không dính. Sau khi nóng, xào bắp cải trong khoảng 6 phút.

Thêm tỏi, húng quế, oregano, muối và hạt tiêu đen. Tiếp tục nấu thêm 1 đến 2 phút nữa.

Phục vụ nóng. Không có gì!

Bắp cải nướng cổ điển

(Sẵn sàng trong khoảng 20 phút | Phục vụ 4)

Mỗi khẩu phần: Calo: 197; Chất béo: 14,3g; Carbohydrat: 14,8g; Chất đạm: 4g

Nguyên liệu thô

4 muỗng canh dầu mè

1 củ hẹ, xắt nhỏ

2 tép tỏi, băm nhỏ

2 lá nguyệt quế

1 chén nước luộc rau

1 ½ pound bắp cải tím, cắt thành miếng

1 muỗng cà phê mảnh ớt đỏ

Muối biển và hạt tiêu đen, để hương vị

Hướng dẫn

Đun nóng dầu mè trong chảo trên lửa vừa. Sau khi nóng, chiên hẹ trong 3 đến 4 phút, khuấy thường xuyên để thúc đẩy nấu chín.

Thêm tỏi và lá nguyệt quế và tiếp tục nấu thêm 1 phút hoặc cho đến khi có mùi thơm.

Thêm nước dùng, miếng bắp cải tím, muối và hạt tiêu đen và tiếp tục đun nhỏ lửa, đậy nắp trong khoảng 12 phút hoặc cho đến khi bắp cải mềm.

Nêm nếm gia vị vừa ăn, dùng nóng. Không có gì!

Cà rốt rang vừng

(Sẵn sàng trong khoảng 10 phút | Phục vụ 4)

Mỗi khẩu phần: Calo: 244; Chất béo: 16,8g; Carbohydrat: 22,7g; Chất đạm: 3,4g

Nguyên liệu thô

1/3 chén nước luộc rau

2 pound cà rốt, tỉa và cắt thành que

4 muỗng canh dầu mè

1 muỗng cà phê tỏi, băm nhỏ

Muối Himalayan và hạt tiêu đen mới xay, để nếm thử

1 muỗng cà phê ớt cayenne

2 muỗng canh mùi tây tươi, xắt nhỏ

2 muỗng canh hạt vừng

Hướng dẫn

Đun sôi trong một nồi lớn. Vặn lửa ở mức trung bình thấp. Thêm cà rốt và tiếp tục nấu, đậy nắp, trong khoảng 8 phút, cho đến khi cà rốt giòn.

Đun nóng dầu mè trên lửa vừa và cao; Bây giờ hãy chiên tỏi trong 30 giây hoặc cho đến khi có mùi thơm. Thêm muối, hạt tiêu đen và ớt cayenne.

Nướng hạt vừng trong chảo nhỏ trong 1 phút hoặc cho đến khi có mùi thơm và vàng.

Để phục vụ, trang trí cà rốt nướng với rau mùi tây và hạt mè nướng. Không có gì!

Cà rốt nướng với sốt tahini

(Sẵn sàng trong khoảng 25 phút | Phục vụ 4)

Mỗi khẩu phần: Calo: 365; Chất béo: 23,8g; Carbohydrat: 35,3g; Chất đạm: 6,1g

Nguyên liệu thô

2 ½ pound cà rốt rửa sạch, cắt tỉa và cắt đôi theo chiều dọc

4 muỗng canh dầu ô liu

Muối biển và tiêu đen xay, để nếm

Nước xốt:

4 muỗng tahini

1 muỗng cà phê tỏi, ép

2 muỗng canh giấm trắng

2 muỗng canh nước tương

1 muỗng cà phê mù tạt

1 muỗng cà phê xi-rô cây thùa

1/2 muỗng cà phê hạt thì là

1/2 muỗng cà phê thì là khô

Hướng dẫn

Bắt đầu bằng cách làm nóng lò trước ở nhiệt độ 400 độ F.

Quăng cà rốt với dầu ô liu, muối và hạt tiêu đen. Xếp chúng thành một lớp trên khay nướng có lót giấy nướng.

Nướng cà rốt trong lò đã làm nóng trước khoảng 20 phút cho đến khi cà rốt giòn.

Trong khi đó, đánh tất cả các thành phần trong nước sốt cho đến khi kết hợp tốt.

Phục vụ cà rốt với nước sốt để chấm. Không có gì!

Súp lơ nướng với các loại thảo mộc

(Sẵn sàng trong khoảng 30 phút | Phục vụ 4)

Mỗi khẩu phần: Calo: 175; Mỡ trăn: 14g; Carbohydrat: 10,7g; Chất đạm: 3,7g

Nguyên liệu thô

1 ½ pound hoa súp lơ

1/4 chén dầu ô liu

4 tép tỏi, toàn bộ

1 muỗng canh húng quế tươi

1 muỗng canh rau mùi tươi

1 muỗng canh oregano tươi

1 muỗng canh hương thảo tươi

1 muỗng canh mùi tây tươi

Muối biển và tiêu đen xay, để nếm

1 muỗng cà phê mảnh ớt đỏ

Hướng dẫn

Bắt đầu bằng cách làm nóng lò nướng ở nhiệt độ 425 độ F. Quết súp lơ với dầu ô liu và xếp chúng lên khay nướng có lót giấy da.

Sau đó rang súp lơ trong khoảng 20 phút; trộn chúng với tỏi và gia vị và tiếp tục nấu thêm 10 phút nữa.

Phục vụ nóng. Không có gì!

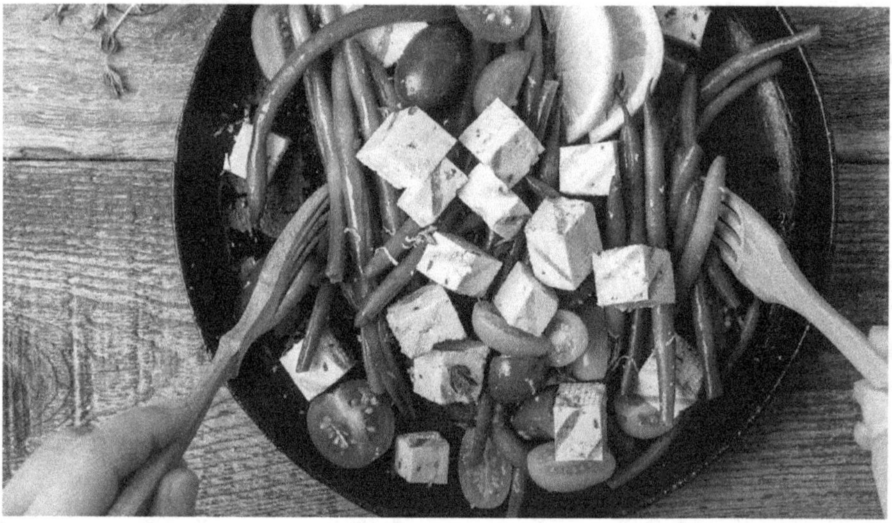

Kem bông cải xanh Rosemary Puree

(Sẵn sàng trong khoảng 15 phút | Phục vụ 4)

Mỗi khẩu phần: Calo: 155; Chất béo: 9,8g; Carbohydrat: 14,1g; Chất đạm: 5,7g

Nguyên liệu thô

1 ½ pound bông cải xanh

3 muỗng canh bơ thuần chay

4 tép tỏi, băm nhỏ

2 nhánh hương thảo tươi, lá nhặt và thái nhỏ

Muối biển và ớt đỏ, để hương vị

1/4 chén sữa đậu nành, không đường

Hướng dẫn

Để bông cải xanh hấp trong khoảng 10 phút; đặt nó sang một bên để làm mát.

Đun chảy bơ thuần chay trong nồi ở nhiệt độ cao vừa phải; bây giờ xào tỏi và hương thảo trong khoảng 1 phút hoặc cho đến khi có mùi thơm.

Thêm bông cải xanh vào bộ xử lý thực phẩm, sau đó là hỗn hợp tỏi / hương thảo nướng, muối, hạt tiêu và sữa. Nghiền cho đến khi mọi thứ được kết hợp tốt.

Trang trí thêm một vài loại thảo mộc tươi nếu muốn và dùng nóng. Không có gì!

Easy Swiss Chard Skillet

(Sẵn sàng trong khoảng 15 phút | Phục vụ 4)

Mỗi khẩu phần: Calo: 169; Chất béo: 11,1g; Carbohydrat: 14,9g; Chất đạm: 6,3g

Nguyên liệu thô

3 muỗng canh dầu ô liu

1 củ hẹ, thái lát mỏng

1 quả ớt đỏ, bỏ hạt và thái hạt lựu

4 tép tỏi, băm nhỏ

1 chén nước luộc rau

2 pound củ cải Thụy Sĩ, loại bỏ thân cứng, cắt nhỏ

Muối biển và tiêu đen xay, để nếm

Hướng dẫn

Đun nóng dầu ô liu trong nồi trên lửa vừa cao.

Sau đó xào hẹ tây và hạt tiêu trong khoảng 3 phút hoặc cho đến khi mềm. Sau đó phi tỏi trong khoảng 1 phút cho thơm.

Thêm nước dùng và củ cải Thụy Sĩ và đun sôi. Đun sôi và tiếp tục nấu thêm 10 phút nữa.

Nêm muối và hạt tiêu đen cho vừa ăn và dùng nóng. Không có gì!

cải xoăn nho

(Sẵn sàng trong khoảng 10 phút | Phục vụ 4)

Mỗi khẩu phần: Calo: 205; Chất béo: 11,8g; Carbohydrat: 17,3g; Chất đạm: 7,6g

Nguyên liệu thô

1/2 cốc nước

1 ½ pound cải xoăn

3 muỗng canh dầu ô liu

4 muỗng canh hành tây, xắt nhỏ

4 tép tỏi, băm nhỏ

1/2 chén rượu trắng khô

1/2 muỗng cà phê hạt mù tạt

Muối Kosher và hạt tiêu đen xay, để nếm thử

Hướng dẫn

Đun sôi trong một nồi lớn. Thêm cải xoăn và nấu cho đến khi trong mờ, khoảng 3 phút. Xả và vắt khô.

Lau khô nồi bằng khăn giấy và làm nóng trước dầu ô liu ở nhiệt độ thấp. Khi nóng, nấu bắp cải và tỏi trong khoảng 2 phút, cho đến khi có mùi thơm.

Thêm vào rượu ngập cải xoăn, hạt mù tạt, muối, hạt tiêu đen; tiếp tục nấu, đậy nắp, thêm 5 phút hoặc cho đến khi nóng qua.

Đổ ra từng bát và dùng nóng. Không có gì!

Pháp Haricots Verts

(Sẵn sàng trong khoảng 10 phút | Phục vụ 4)

Mỗi khẩu phần: Calo: 197; Chất béo: 14,5g; Carbohydrat: 14,4g; Chất đạm: 5,4g

Nguyên liệu thô

1 ½ chén nước luộc rau

1 quả cà chua Roma, xay nhuyễn

1 ½ pound Haricots Verts, cắt tỉa

4 muỗng canh dầu ô liu

2 tép tỏi, băm nhỏ

1/2 muỗng cà phê ớt đỏ

1/2 muỗng cà phê hạt thì là

1/2 muỗng cà phê oregano khô

Muối biển và hạt tiêu đen mới xay, để nếm thử

1 muỗng canh nước cốt chanh tươi

Hướng dẫn

Đun sôi nước kho rau và cà chua xay nhuyễn. Thêm Rau câu Haricots và nấu trong khoảng 5 phút cho đến khi Rau câu Haricots giòn và mềm; quỹ dự phòng.

Đun nóng dầu ô liu trong chảo trên lửa vừa và cao; xào tỏi trong 1 phút hoặc cho đến khi thơm.

Thêm gia vị và đậu xanh dành riêng; đun nhỏ lửa trong khoảng 3 phút cho đến khi chín.

Phục vụ với một vài vắt nước cốt chanh tươi. Không có gì!

Bột củ dền bơ

(Sẵn sàng trong khoảng 35 phút | Phục vụ 4)

Mỗi khẩu phần: Calo: 187; Chất béo: 13,6g; tinh bột: 14g; Chất đạm: 3,6g

Nguyên liệu thô

2 chén nước

1 ½ pound củ cải đường, gọt vỏ và cắt thành miếng nhỏ

4 muỗng canh bơ thuần chay

1 cốc sữa yến mạch

2 nhánh hương thảo tươi, xắt nhỏ

1 muỗng canh mùi tây tươi, xắt nhỏ

1 muỗng cà phê gừng-tỏi

Muối Kosher và hạt tiêu đen mới xay

1 muỗng cà phê hạt tiêu đỏ, nghiền nát

Hướng dẫn

Đun sôi nước; Đun sôi và nấu củ cải đường trong khoảng 30 phút; làm khô hạn

Dùng máy xay thực phẩm, xay nhuyễn củ cải đường với bơ thuần chay, sữa, hương thảo, mùi tây, gừng-tỏi, muối, tiêu đen, ớt đỏ, thêm chất lỏng nấu nếu cần.

Không có gì!

Bí ngòi xào rau thơm

(Sẵn sàng trong khoảng 10 phút | Phục vụ 4)

Mỗi khẩu phần: Calo: 99; Chất béo: 7,4g; Tinh bột: 6g; Chất đạm: 4,3g

Nguyên liệu thô

2 muỗng canh dầu ô liu

1 củ hành tây, thái lát

2 tép tỏi, băm nhỏ

1 ½ pound zucchini, thái lát

Muối biển và hạt tiêu đen mới xay, để nếm thử

1 muỗng cà phê ớt cayenne

1/2 muỗng cà phê húng quế khô

1/2 muỗng cà phê oregano khô

1/2 muỗng cà phê hương thảo khô

Hướng dẫn

Đun nóng dầu ô liu trong nồi trên lửa vừa cao.

Khi nóng, xào hành tây trong khoảng 3 phút hoặc cho đến khi mềm. Sau đó phi tỏi trong khoảng 1 phút cho thơm.

Thêm zucchini cùng với các loại gia vị và tiếp tục chiên trong 6 phút cho đến khi mềm.

Nếm và điều chỉnh gia vị. Không có gì!

khoai tây nghiền ngọt

(Sẵn sàng trong khoảng 20 phút | Phục vụ 4)

Mỗi khẩu phần: Calo: 338; Chất béo: 6,9g; Tinh bột: 68g; Chất đạm: 3,7g

Nguyên liệu thô

1 ½ pound khoai lang, gọt vỏ và thái hạt lựu

2 muỗng canh bơ thuần chay, tan chảy

1/2 chén xi-rô cây thùa

1 muỗng cà phê gia vị bánh bí ngô

Một nhúm muối biển

1/2 chén nước cốt dừa

Hướng dẫn

Đậy khoai lang bằng một hoặc hai inch nước lạnh. Luộc khoai lang trong nước sôi nhẹ khoảng 20 phút; thoát nước tốt.

Cho khoai lang vào cối xay; thêm bơ thuần chay, xi-rô cây thùa, gia vị bánh bí ngô và muối.

Tiếp tục nghiền, dần dần thêm sữa cho đến khi mọi thứ được kết hợp tốt. Không có gì!

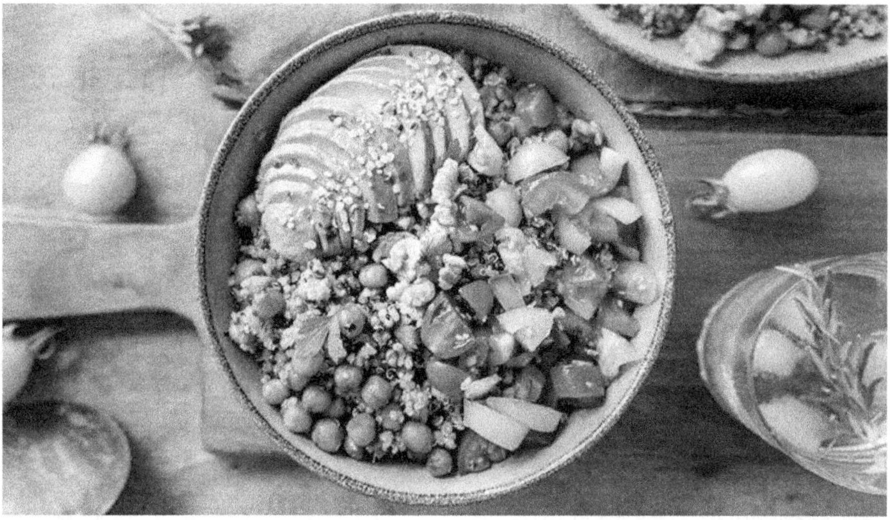

Sherry rang King Trumpet

(Sẵn sàng trong khoảng 20 phút | Phục vụ 4)

Mỗi khẩu phần: Calo: 138; Chất béo: 7,8g; Carbohydrat: 11,8g; Chất đạm: 5,7g

Nguyên liệu thô

1 ½ pound nấm hoàng đế, làm sạch và cắt đôi theo chiều dọc.

2 muỗng canh dầu ô liu

4 tép tỏi, băm nhỏ hoặc băm nhỏ

1/2 muỗng cà phê hương thảo khô

1/2 muỗng cà phê húng tây khô

1/2 muỗng cà phê mảnh mùi tây khô

1 muỗng cà phê mù tạt Dijon

1/4 chén sherry khô

Muối biển và hạt tiêu đen mới xay, để nếm thử

Hướng dẫn

Bắt đầu bằng cách làm nóng lò nướng của bạn ở nhiệt độ 390 độ F. Lót giấy nến vào khay nướng lớn.

Trong một bát trộn, trộn nấm với các nguyên liệu còn lại cho đến khi phủ đều các mặt.

Đặt nấm thành một lớp trên khay nướng đã chuẩn bị.

Chiên nấm trong khoảng 20 phút và cho chúng vào giữa chừng khi nấu.

Không có gì!

Củ dền và khoai tây nghiền

(Sẵn sàng trong khoảng 35 phút | Phục vụ 5)

Mỗi khẩu phần: Calo: 177; Chất béo: 5,6g; Cacbohydrat: 28,2g; Chất đạm: 4g

Nguyên liệu thô

1 ½ pound khoai tây, gọt vỏ và thái hạt lựu

1 pound củ cải đường, gọt vỏ và thái hạt lựu

2 muỗng canh bơ thuần chay

1/2 muỗng cà phê mù tạt deli

1/2 cốc sữa đậu nành

1/2 muỗng cà phê thì là

1 muỗng cà phê ớt bột

Muối biển và tiêu đen xay, để nếm

Hướng dẫn

Nấu khoai tây và củ cải đường trong nước muối sôi cho đến khi mềm, khoảng 30 phút; làm khô hạn

Nghiền rau với bơ thuần chay, mù tạt, sữa, thìa là, ớt bột, muối và tiêu đen theo độ dày bạn muốn.

Không có gì!

Salad đậu lăng kiểu Địa Trung Hải

(Sẵn sàng trong khoảng 20 phút + thời gian làm nguội | Phục vụ 5)

Mỗi khẩu phần: Calo: 348; Mỡ trăn: 15g; Cacbohydrat: 41,6g; Chất đạm: 15,8g

Nguyên liệu thô

1 ½ chén đậu lăng đỏ, rửa sạch

1 muỗng cà phê mù tạt

1/2 quả chanh, mới vắt

2 muỗng canh nước sốt tamari

2 nhánh hành tím, xắt nhỏ

1/4 chén dầu ô liu nguyên chất

2 tép tỏi, băm nhỏ

1 chén bí butternut, thái nhỏ

2 muỗng canh mùi tây tươi, xắt nhỏ

2 muỗng canh rau mùi tươi, xắt nhỏ

1 muỗng cà phê húng quế tươi

1 muỗng cà phê oregano tươi

1 ½ chén cà chua bi, giảm một nửa

3 ounce ô liu Kalamata, đọ sức và giảm một nửa

Hướng dẫn

Trong một cái nồi lớn, đun sôi 4 ½ cốc nước và đậu lăng đỏ.

Giảm nhiệt ngay lập tức để đun nhỏ lửa và tiếp tục nấu đậu lăng trong khoảng 15 phút hoặc cho đến khi mềm. Xả và để nguội hoàn toàn.

Chuyển đậu lăng vào bát salad; trộn đậu lăng với phần còn lại của các thành phần cho đến khi kết hợp tốt.

Phục vụ ướp lạnh hoặc ở nhiệt độ phòng. Không có gì!

Salad măng tây nướng và bơ

(Sẵn sàng trong khoảng 20 phút + thời gian làm nguội | Phục vụ 4)

Mỗi khẩu phần: Calo: 378; Chất béo: 33,2g; Carbohydrat: 18,6g; Chất đạm: 7,8g

Nguyên liệu thô

1 pound măng tây, cắt tỉa, cắt miếng vừa ăn

1 củ tỏi, băm nhỏ

2 tép tỏi, băm nhỏ

1 cà chua Roma, thái lát

1/4 chén dầu ô liu

1/4 chén giấm balsamic

1 muỗng canh mù tạt đá

2 muỗng canh mùi tây tươi, xắt nhỏ

1 muỗng canh rau mùi tươi, xắt nhỏ

1 muỗng canh húng quế tươi, xắt nhỏ

Muối biển và tiêu đen xay, để nếm

1 quả bơ nhỏ, rỗ và thái hạt lựu

1/2 chén hạt thông, xắt nhỏ

Hướng dẫn

Bắt đầu bằng cách làm nóng lò trước ở nhiệt độ 420 độ F.

Quăng măng tây với 1 muỗng canh dầu ô liu và sắp xếp trên một tấm nướng lót giấy da.

Nướng trong khoảng 15 phút, xoay chảo một hoặc hai lần để bánh chín đều. Để nguội hoàn toàn và cho vào bát salad.

Trộn măng tây với rau, dầu ô liu, giấm, mù tạt và rau thơm. Muối và hạt tiêu cho vừa ăn.

Khuấy để kết hợp và phủ bơ và hạt thông lên trên. Không có gì!

CPSIA information can be obtained
at www.ICGtesting.com
Printed in the USA
LVHW041819290323
742975LV00030B/782

9 781783 813346